파워 뉴트리언트 10

바이오웰스를 위한 핵심 영양소 10가지

2011

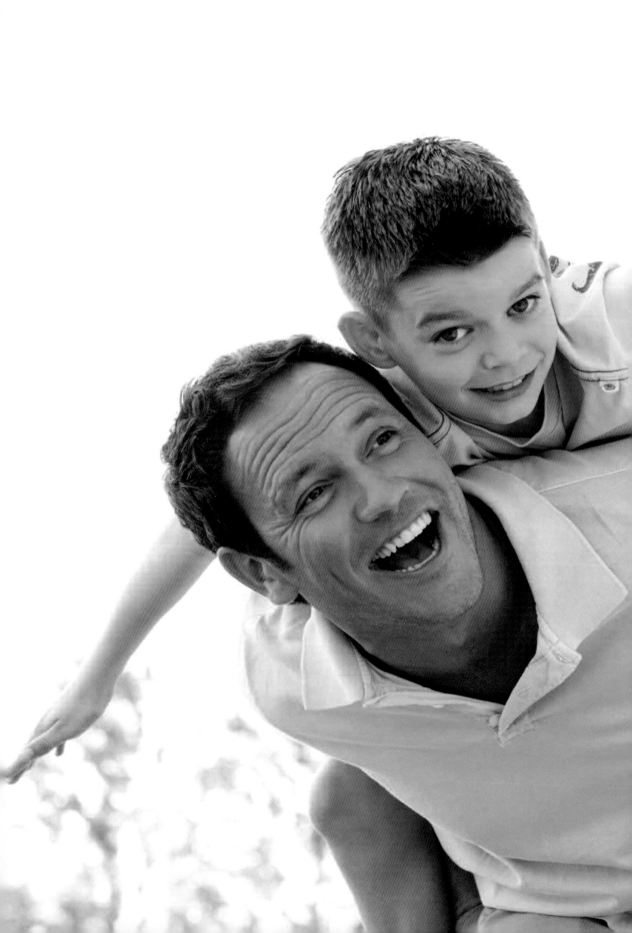

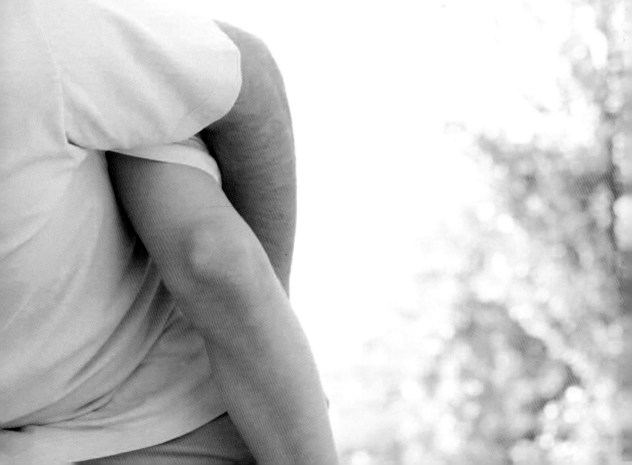

돈을 절약해주고
100세까지 살 가능성을
높일 수 있는
10가지 파워 뉴트리언트

Health Is Wealth
-Ten Power Nutrients That Can Save You Money
and Increase Your Odds of Living to be 100
by Louis Ignarro, Ph.D. and Andrew Myers, N.D.

파워 뉴트리언트10
바이오웰스를 위한 핵심 영양소 10가지

2011년 1월 7일 초판 인쇄
2011년 1월 17일 초판 발행

저자 / 루이스 이그나로 · 앤드류 마이어스
역자 / 허성렬
감수자 / 이왕재

발행자 / 박흥주
영업부 / 장상진
관리부 / 이수경
발행처 / 도서출판 푸른솔
편집부 / 715-2493
영업부 / 704-2571~2
팩스 / 3273-4649
디자인 / 이근산
주소 / 서울시 마포구 도화동 251-1 근신빌딩 별관 302호
등록번호 / 제 1-825

값 / 22,000원

ISBN 978-89-93596-19-9 (03510)

파워 뉴트리언트 10

바이오웰스를 위한 핵심 영양소 10가지

저자 / 루이스 이그나로 · 앤드류 마이어스
역자 / 허성렬
감수자 / 이왕재

푸른솔

루이스 이그나로 박사

나는 이 책을 건강을 염원하는 모든 사람,

내게 영감을 준 사람들, 그리고 내가 영감을 줄 수 있는

사람들에게 바친다.

당신의 건강한 생활습관이 나의 성공이다.

앤드류 마이어스 박사

사랑과 성원을 아끼지 않은

드루(Drew)와 엘키(Elke)

어머니와 아버지

섀넌(Shannon)

그리고

에이미(Amy)에게 이 책을 바친다.

"미래의 의사는 환자에게 약물을 주기보다는

환자가 신체 관리, 적절한 식사와

질환의 원인 및 예방에 관심을 가지도록 도울 것이다."

- 토머스 에디슨(Thomas Edison)

Contents

감수의 글

우선 세계석학의 한분이신 이그나로 박사의 저서 번역을 감수하게 된 것을 기쁨과 영광으로 생각합니다. 의사로서 또한 건강전문가로서 우리 국민에게 도움이 될 만한 글인지를 주로 살펴보았습니다. 결론은 건강과 관련해서 우리 국민에게 너무나 중요한 메시지가 있다는 사실입니다.

이그나로 박사는 1998년에 일산화질소(nitric oxide, NO)에 대한 연구로 노벨생리의학상을 수상했을 정도로 세계적으로 유명한 분입니다. 그럼에도 불구하고 그분은 의사가 아니기 때문에 건강에 대한 이야기를 하는 데 한계가 있을 수밖에 없습니다. 하지만 공저자인 마이어스 박사는 의사이고 그중에서도 특히 자연의학을 전공하였습니다. 마이어스 박사는 건강식품 중심의 연구를 많이 하였기 때문에 질병이나 건강의 개념에 대한 통찰력이 누구보다도 깊다고 할 것입니다. 이 책의 강점은 바로 여기에 있습니다. 한분은 기초연구자로서, 또 한분은 임상가로서 서로의 역할에 최선을 다하여 건강과 관련된 중요한 깨달음을 독자들에게 전하고 있습니다.

이 책에 의하면 현대의학의 큰 문제점은 치료중심이라는 점입니다. 정확한 지적이 아닐 수 없습니다. 일단 질병에 걸린 후에 그 질병을 치료하는 일은 매우 어려울 뿐만 아니라 비용도 많이 들 수밖에 없습니다. 미국이 얼마나 많은 돈을 의료에 소모하고 있는지를 안다면 그 심각성을 금방 알 수 있을 것입니다. 즉 미리 질병을 막을 수 있다면 비용 측면에서 뿐만 아니라 인간의 삶의 질 차원에서 그 무엇과도 비교할 수 없는 가치가 있습니다. 저자들은 이를 구체적으로 경제적 가치로 비교하여 독자들의 이해를 돕고 있습니다. 저자들은 단순히 질병 예방의 중요성을 설명함에 그치지 않고 실천강령을 제시하고 있습니다. 사실 현대의학의 주역을 담당하고 있는 의과대학은 치료적 측면에서는 고도의 발달을 이루었지만 엄청난 의료비 부담이라는 짐을 환자들에게 지워온 것은 숨길 수 없는 사실입니다.

질병 예방을 위해서 여러 가지 대책이 있겠지만 가장 핵심이 되는 내용은 영양일 수밖에 없는데, 불행하게도 의과대학 교육에서 영양은 많이 등한시되어 있는 것이 사실입니다. 그래서 의사들 중에 영양관련 전문가가 부족한 것 또한 현실이기도 합니다. 이러한 상황에서 의사이면서 자연의학을 전공한 마이어스 박사와 노벨상을 수상할 정도의 세계적인 기초의학자인 이그나로 박사가 오랜 기간의 연구와 경험을 종합하여 질병 예방을 위한 10가지 영양소를 독자들에게 제시하고 그 효능과 근거들을 나름대로 설명하고 있습니다. 중요한 것은 그 10가지 영양소가 독자들의 건강을 위해 챙겨 드시기에 크게 어려움이 없는 영양소들이라는 것입니다.

결론은 두 저자가 큰 어려움 없이 우리가 일상생활에서 쉽사리 실천할 수 있는 영양의 보강을 통해 질병을 예방할 수 있음을 어느 정도 과학적 근거를 가지고 제시하고 있다는 것입니다. 2011년 새해 독자들의 건강 지킴이에 이 책이 큰 도움이 될 것이라고 확신합니다.

2011년 원단

서울의대 교수 이왕재

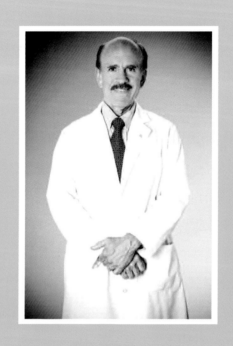

서론

당신은 이제까지 세뇌를 당해 왔다. 우리는 당신에게 진실을 말해줄 것이다.

우리 동료들도 마찬가지이지만 당신은 건강과 질환에 대해 일련의 근거 없는 믿음(의학적 신화)을 가지도록 교육을 받았다. 그러한 믿음은 우리의 과학적 이해에 근거할 때 전혀 사실이 아니다. 이와 같은 믿음이 우리가 살고, 건강을 유지하고, 보건의료를 제공하고, 또 죽는 방식을 결정해왔다. 그러나 이후 우리가 밝히듯이 이러한 믿음은 오도되었을 뿐만 아니라 근본적으로 거짓이고 당신의 건강, 재산과 삶의 질에도 해롭다. 진실을 알면 이제 (그리고 앞으로 수십 년 동안) 당신의 건강이 현저히 향상될 수 있고 당신은 수십 년을 더 살면서 삶을 즐길 수도 있다.

의학적 신화는 다음과 같다.

1. 인체가 노화되어 가면서 질환은 불가피하며 우리는 모두 건강하고 활력이 넘치는 상태에서 질환을 일으키고 노쇠해지는 상태로 진행하는 것을 막을 수 없다.
2. 질환은 건강한 상태와는 별개의 상태다.
3. 일단 질환을 일으키면, 사람은 근본적으로 다른 존재가 된다.
4. 일단 질환이 발판을 마련하면, 그것에 '압도당하는' 것은 시간문제다.
5. 점점 더 심한 질환과 장애로 진행하는 것은 되돌릴 수 없다.

당신은 아무 생각 없이 이러한 믿음이 사실이라고 받아들이는가? 만일

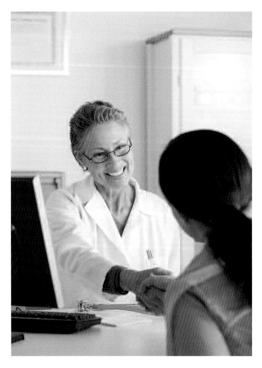

그렇다면, 당신만이 그런 것은 아니다. 작고한 언론인 린 페이어(Lynn Payer)는 그의 저서 『질환 조성자: 의사, 제약사와 보험회사는 어떻게 사람이 아프다고 생각하도록 만드는가(Disease Mongers: How Doctors, Drug Companies, and Insurers are Making You Feel Sick)』에서 일부 의사, 제약사, 환자 옹호단체와 언론매체가 합심해 '만성 피로(chronic fatigue)'와 '하지 불안(restless leg)' 증후군 같은 거짓 질환으로 공포를(그래서 치료 욕구를) 조성한다고 말했다. 문화와 통신이 의학적 사실만큼이나 우리가 몸과 건강에 대해 생각하는 방식에 영향을 미치는 것이다.

이와 같은 '질환 중심적(disease-centric)' 접근법은 우리에게 어떠한 영향을 주는가? 선진국이 보건의료의 위기를 겪고 있다는 것은 거의 뉴스거리가 못된다. 가정들은 보험에 들지 못한 질환의 의료비가 엄청나 파산을 당하고 있다. 개인들은 심혈관 질환, 뇌졸중, 당뇨병 등과 같이 거의 완전히 예방 가능한 질환으로 고통을 받고 있다. 이러한 질환들의 공통점은 전통적인 서구식 생활습관에 깔려 있는 습관에 의해 악화되고 일부 경우에는 이와 같은 습관에 의해 유발된다는 것이다. 즉 운동을 충분히 하지 않고, 만성적인 심리적 스트레스를 참아내고, 고지방 저영양소 식품을 너무 많이 먹고, 알코올을 섭취하고, 또 흡연과 같은 건강에 해로운 행동을 한다는 것이다. 이러한 습관은 거의 항상 비만, 심혈관 질환, 심장발작, 뇌졸중, 암이나 우울증의 발병으로 이어지며, 이와 같은 질환으로 사람들 중 70%가 사망한다. 수많은 연구와 임상시험이 사망을 일으키는 질환의 70%가 생활습관에 기인한다는 사실을 확실히 보여준다. 누군가 한때 말하였듯이, "우리는 적을 만났고, 그 적은 바로 우리 자신이다."

그러면 이러한 지식을 가지고도 왜 우리는 건강을 향상시키는 방향으로 나아가지 못하는 것일까? 그 이유는 우리가 질환의 근본 원인을 이해하기 시작하였음에도 불구하고 우리의 새로운 지식에 대항해 2조4,000억 달러 규모에 달하는 의료계–업계–복합집단이 홍보하는 선전이 봇물을 이루고 있기 때문이다. 이 집단은 질환을 예방해야 한다고 입에 발린 말을 하나, 그 속내는 우리가 자신의 건강을 책임지지 말아야 한다는 것이다. 대신 모든 질병을 치유하기 위해 우리는 거대 신약에 의존해야 한다고 한다. 이는 무력화하는 말이다. 의료는 우리가 병이 나기를 기다렸다가 의사가 증상을 고쳐줄 수 있으리라 희망하는 지경으로 퇴보했다. 그 증상의 근본 원인을 발견하거나 진단하지 않은 채 말이다. 하지만 의료는 훨씬 더 개선될 수 있고 또 그렇게 되어야 한다. 그러기 위해서는 깨어 있는 환자들과 전통의학 및 보완의학의 모든 측면에 열린 마음을 가진 의사들 사이에 협조가 이루어져야 한다. 사실을 말하자면, '우리 각자가 우리 자신에게 최고의 의사이다.'

건강을 보는 새로운 방식

『파워 뉴트리언트 10』에서 우리의 과제는 전통의학을 때리는 것이 아니다. 자연의학 및 보완의학 전문가들은 흉통이든 자동차 사고든 급성적인 문제가 생겼을 때 가야 하는 최선의 장소는 기술로 무장한 서구 병원이라는 데 동의한다. 그러나 질환의 예방과 인체의 기저를 이루는 조화의 촉진인 경우에는 전통의료가 미흡한 점이 많다. 전통의학은 사람이 병을 일으킨 후

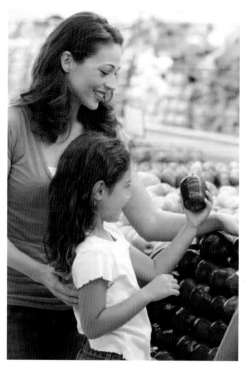

증상을 치료하는 데 초점을 두는 경향이 있다. 영양, 비타민 및 미네랄 보충, 운동, 명상이나 침술을 강조하기라도 하면, 이러한 치료적 접근법 각각의 입증된 효과에도 불구하고 "돌팔이"라는 조롱을 받기 쉽다. 기존 시스템이 채택하고 있는 이와 같은 접근법에 대해 보다 정확한 명칭을 부여하자면 '질환관리(disease-care)'일 것이다.

우리의 과제는 당신이 질환과 건강에 대해 생각하는 방식을 영원히 전환시키는 것이다. 당신의 시각을 변화시킴으로써, 당신의 선택이 변할 것이고 선택이 개선되면 당신의 건강, 에너지와 장수가 스릴 있게 향상될 것이다. 우리가 당신이 간단히 신체의 최적 기능을 촉진함으로써 질환을 피할 수 있다고 말하면 어떨까? 우리가 질환을 다시 정의하면 어떨까? 우리가 질환은 삶의 불가피한 종점이 아니라, 적절히 지지를 받으면 신체는 계속해서 고령의 나이가 되어도 최적으로 기능할 것이라고 말하면 어떨까? 당신은 우리를 믿겠는가? 당신은 계속 이 책을 읽겠는가?

그것은 사실이다. 여기서 우리는 질환과 건강의 개념을 근본적으로 다시 정의하여 제시한다. 다음은 『파워 뉴트리언트 10』이 입각하고 있는 기본 원리이다.

1. '질환'은 전통의학이 복잡한 과정, 즉 그저 며칠이나 수주가 아니라 오랜 기간에 걸쳐 발생하는 과정을 설명하기 위해 만든 단어일 뿐이다.

2. 질환은 불변하는 상태가 아니라 되돌릴 수 있고 예방 가능한 과정이다.

3. 질환은 사실 일단의 증상에 불과하다. 나중에 자세히 설명하겠지만 이러한 증상들은 인체가 특정한 핵심 영양소들이 결핍되어 있다는 점을 알리기 위해 나타내는 것이다.

4. 활력은 인간 유기체의 자연 상태이고 늙도록 오래 지속될 수 있다.

'질환(disease)'이란 단어에 대해 논의해보자. 문자 그대로의 의미를 고려해보면 질환은 'dis-ease,' 즉 편안하지 않다(lack of ease)는 의미이다. 질환의 존재는 인체가 당연히 느껴야 할 편안함과 안락함을 경험하고 있지 못하다는 것을 나타낸다. 즉 신체가 최적의 건강 수준에 미치지 못하고 있다는 것이다. 그 진정한 정의를 고려하면서 질환의 개념을 검토해보면, 우리가 내부로부터 우리를 파괴하는 유기체의 부자연스런 과정(우리 생물학적 기계[몸]의 고장)이라고 대개 생각하는 것이 실은 '결핍(deficiency)'으로 인해 일어나는 과정이라는 점을 증명할 수 있다.

질환을 논의하는 대신 우리는 '기능장애(dysfunction)'를 일으키는 결핍에 대해 논의해야 한다. 이렇게 말하는 이유는 인체가 최적으로 기능하기 위해 일정한 양의 핵심 영양소(비타민, 미네랄, 아미노산, 지질, 항산화물질 등)를 필요로 하기 때문이다. 이러한 양은 사람마다 독특하며, 이 때문에 의료는 개개인에 대한 고려 없이 일단의 증상에 표준화된 방식으로 제공되기보다는 각자에게 맞춤화해야 한다. 소위 '질환'은 사실 위와 같은 중요 영양소가 결핍되어 시간이 흐르면서 특정 유형의 조직에서 일어나는 '기능장애'를 말한다. 예를 들어, 심장 근육에 코엔자임 Q10을 40년 동안 공급하지 않으면 심혈관 질환을 일으킨다. 심혈관 질환은 갑자기 일어나지 않으며, 이 효소의 결핍으로 인해 심장근육이 퇴행하면서 서서히 발생한다.

다행스러운 점은 이러한 과정을 되돌리기 위해(질환을 치유하기 위해) 해야 하는 일이란 그저 신체가 건강한 기능을 회복하기 위해 필요로 하는 영양소를 충분히 공급하는 것이라는 점이다. 손상이 클수록 적절한 양의 핵심 영양소(우리는 이를 '파워 뉴트리언트[power nutrient]'라고 부른다)가 최적의 건강을 회복시키는 데 걸리는 시간이 길어지나, 이와 같은 효과는 반드시 일어난다. 이것이 전인적이고(holistic, whole-person: 인체의 자연 치유력을 극대화시켜 주는) 장기적인 전망을 갖는 최상의 의료이다. 즉 증상만을 치료하는 알약을 처방하기보다는 근원적인 기능장애를 치료하는 것이다.

건강과 재산 간의 연관성

지식이 힘이라면 위와 같은 정보로 당신은 슈퍼맨이 된 것처럼 느껴질 것이다. 이는 힘을 얻은 데서 오는 보상이며 당신이 느끼고, 보고, 늙어가고, 심지어 얼마나 오래 살지에 대해 생기는 통제감이다. 그것은 "그냥 알약을 복용하라"는 방식과 정반대이다. 당신이 질환이란 단어를 잊고 결핍을 바로잡는 데 집중하면 건강을 통제하는 힘이 다시 당신 자신의 수중에 돌아온다. '기능의학(functional medicine)'의 원리에 입각한 세계를 그려보라. 이러한 세계에서는 의료가 개별 환자에게 맞춤화되어 제공되고, 의사와 환자가 팀을 이루어 적극적으로 협력하며, 의학적 치료의 핵심을 모든 신체 시스템의 최적 균형을 회복시키고 유지함으로써 기능장애를 예방하는 데 둔다.

이와 같은 세계에서는 나이가 들면서 닥치는 건강 위기를 그때그때 해결해 나가는 대신 우리 자신이 건강을 책임지고 애초부터 병에 걸리지 않을 가능성을 현저히 증가시킬 수 있다. 그렇다고 당신이 '청춘을 되돌리는 젊음의 샘'을 발견하리라고 말하는 것은 아니다. 당신은 다른 모든 사람처럼 여전히 늙고, 육체적 장애를 겪고, 또 언젠가는 죽을 것이다. 하지만 당신은 질환이란 용어가 의미하는 바를 다시 생각하고 스스로에게 힘을 부여하는 결정을 함으로써 장애의 발생을 수십 년 지연시키고 80살이나 90살, 심지어 그 이상이 되어도 여전히 활력적이고 건강할 수 있다. 다시 말해 다른 세계, 즉 나이가 들어도 우리의 건강을 한층 더 자신의 통제 하에 둘 수 있는 세계가 가능하다.

그러나 그러한 변화는 당신이 질환에 대한 사고방식을 전환할 경우에만 올 수 있으며, 이러한 전환은 당신이 건강과 재산 간의 연관성을 이해할 경우에만 일어날 수 있다. 이 책의 영문 제목을 『헬스 이즈 웰스(Health Is Wealth)』라고 한 데는 2가지 이유가 있다. 첫째, 최적의 건강을 유지하는 것은 당신의 재정적 건강을 보호하고 시간이 흐름에 따라 재산을 늘리는 최선의 방법들 중 하나이다. 둘째, 성공적인 재산 투자의 배경이 되는 개념은 질환과 건강에 대한 우리의 생각과 딱 들어맞는다. 우리는 나중에 이에 대해 보다 자세히 논의할 것이나, 기본적으로 당신은 30년 혹은 40년에 걸쳐 직장생활을 하면서 재산을 축적하기 위해 활용하는 원칙을 최적의 건강을 유지하는 데에도 적용해야 한다.

건강은 은행계좌와 같다. 당신이 완벽한 상태의 활력을 유지하고 조직이 최상으로 기능하기 위해 필요로 하는 파워 뉴트리언트를 모두 섭취하고 있다면 당신의 '건강계좌' 잔고는 100% 상태이다. 그러나 당신이 핵심 영양소의 결핍을 겪을 경우에 그것은 마치 당신이 그 계좌에서 돈을 인출하는 것과 같다. 처음에는 계좌에 돈이 많이 들어 있으므로 조금씩 인출하면 그리 차이가 없다. 하지만 시간이 흐르면서 당신의 계좌는 정말로 타격을 받기 시작하며, 결국 당신은 돈을 지불할 수 없게 된다. 당신은 활력의 결핍을 겪기 시작하고 이러면 우리가 질환으로 진단하는 문제를 일으켜 몸으로 나타난다. 오직 당신의 계좌에 '돈'을 다시 입금해야만(중요 영양소의 균형을 회복시켜야만) 당신은 건강을 회복시킬 수 있다.

이렇게 건강과 재산은 놀라울 정도로 유사하므로 우리는 질환과 건강이란 낡고 모호한 용어를 대체하는 2가지 새 용어를 만들었다.

> **바이오데트**(BioDebt): 영양이 결핍된 상태이며 당신의 건강계좌를 고갈시킨다.
> **바이오웰스**(BioWealth): 영양이 풍부한 상태이며 최적의 기능을 가져온다.

우리는 곧 이 2가지 개념 및 바이오웰스와 금전적 재산 간의 연관성을 한층 더 깊이 살펴볼 것이다.

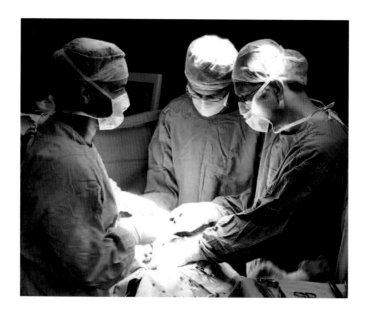

저자에 대해

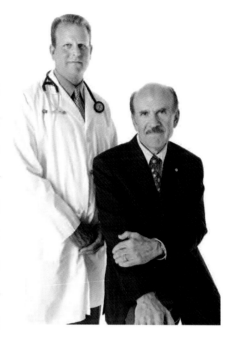

루이스 이그나로(Louis Ignarro) 박사의 과학적 자격은 그 이상 좋을 수가 없다. 그는 일산화질소(nitric oxide, NO)가 심혈관 건강을 개선하고 심장질환을 예방하는 강력한 능력을 보유한다는 사실을 밝혀 1998년도 노벨 의학상을 수상했다(Robert Furchgott 및 Ferid Murad와 공동으로). 이러한 연구 업적에 기초해 그는 2005년 베스트셀러 『심혈관질환, 이젠 NO(NO More Heart Disease)』를 출간했다(도서출판 푸른솔). 이런 혁신적 업적으로 이그나로 박사는 심장 건강에 대한 영양학적 접근 분야에서 세계를 선도하는 권위자로 자리매김하였으며, 발기부전 치료제 비아그라의 개발을 가능하게 했다. 그는 약리학 박사이자 UCLA 의대 약리학과의 특훈교수(distinguished professor)이며, 사우디아라비아 리야드에 있는 킹 사우드대학(King Saud University)의 시간제 교수이다.

이그나로 박사는 연구 과학자로 30여년을 보냈으며, 최적의 인간 건강을 촉진하는 데 일산화질소가 하는 놀라운 역할을 이해하려 했다. 그가 밝혀낸 가장 중요한 성과들 중 하나는 프리 라디칼(free radical)로 인한 세포 손상을 감소시키는 항산화물질이 아울러 혈관벽(일산화질소를 방출한다)을 손상으로부터 보호함으로써 일산화질소의 수치를 증가시킨다는 것이다. 그는 노벨상 외에도 2008년에 미국심장협회(AHA)로부터 뛰어난 과학자 상(Distinguished Scientist Award), 2007년에 국제심혈관과학회(IACS)로부터 공로훈장(Medal of Merit)을 받는 등 수많은 상을 수상했다. 그는 저널『일산화질소: 생물학과 화학(Nitric Oxide: Biology and Chemistry)』의 편집인이자 수많은 과학 자문위원회의 위원이고, 전 세계를 돌며 전문가와 일반인들을 대상으로 일산화질소의 놀라운 힘에 대해 강의를 하고 있다.

그의 연구는 개인적으로 보람 있는 일이고 과학계에 큰 영향을 미치고 있다. 하지만 이그나로 박사는『파워 뉴트리언트 10』의 출간을 통해 더 많은 사람에게 다가가 도움이 되고자 하며, 그들과 생화학적 견지에서 신체가 어떻게 기능하는지에 관한 자신의 지식을 공유하고 그들에게 영양의 중요성에 대한 근거 있는 이해(educated understanding)를 제공하고자 한다.

앤드류 마이어스(Andrew Myers) 박사는 자연의학(naturopathic medicine)을 전공한 의사로서 주로 전반적인 건강에 대해 자연적이고 식품 중심적이며 보조제에 기반하는 접근법을 취하고 치료적 생활습관 변경을 통한 질환 예방에 주력한다. 그는 건강 개선에 있어 자연적이고 영양학적인 접근법의 효력을 강연하고 옹호하며, 사람들이 자신의 건강을 개선하기 위해 할 수 있는 5가지 쉬운 변화를 다룬 책인『간단한 건강 가치관(Simple Health Value)』의 저자이기도 하다.

이그나로와 마이어스 박사는 인체에서 일어나는 퇴행의 진행에 대한 새로운 패러다임을 제시하기 위해 공동으로 연구하고 있다.

———

『파워 뉴트리언트 10』은 엄밀한 근거에 기반하는 책이며, 의사과학(擬似科學, pseudoscience)에 입각한 추측과 소위 '기적의 식품(wonder foods)'에 관한 과장된 약속으로 채워져 있는 책이 아니다. 이그나로 박사는 식품이 약물로서 기능하는 능력에 대해 대부분의 서구 의학 전문가만큼이나 회의적이었지만, 일산화질소의 생성을 촉진하는 보조제와 식품이 심혈관계의 혈관에 미치는 놀라울 정도로 유익한 효과를 스스로 목격하고는 달라지기 시작했다. "질환이 있으면 그에 대한 약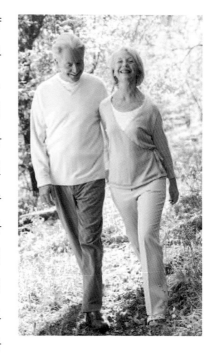물이 있기 마련이다"라는 오랜 철학이 그가 몰두해 있던 문화인 것은 명백했다. 그러나 그는 아미노산, 항산화물질과 기타 핵심 영양소의 강력한 효과를 입증하는 경험적 증거가 쌓이는 것을 관찰하면서 자신의 입장을 다시 생각하지 않을 수 없었다. 그는 엄밀하면서 탐구적이고 과학적인 지성인이며, 10가지 파워 뉴트리언트가 손상과 기능장애를 예방하고 되돌리기까지 하는 능력을 입증하는 압도적 증거를 제시받았을 때 그러한 효과를 확신하게 됐다.

이 책은 우리가 각각 연구 과학자와 자연의학 의사로서 일해 온 경력을 합쳐 50년의 경험이 종합된 결과물이다. 건강과 질환 예방에 관한 우리의 시야는 우리 자신의 임상 및 실험실 경험과 이미 발표된 수천 편의 연구에서 얻은 지식에 기초하며, 우리는 이러한 연구들을 종합해 퇴행성 질환의 진행이란 통일된 이론을 정립했다. 전통적인 연구는 시야가 좁아, 단일 질환, 단일 영양소 또는 단일 약물만 살펴본다. 우리의 건강에 영향을 미칠 수 있는 많은 서로 다른 영양소의 효과를 동시에 살펴보도록 설계된 연구는 아주 적다. 방대한 양의 기존 연구로부터 메타연구(meta-survey)를 위한 추출을 실시함으로써 우리는 신체의 생화학 경로와 생리적 기능 내에서 영양소의 상호작용을 검토할 수 있었다. 이러한 연구를 통해 우리는 특정한 영양소와 건강한 조직 간의 중요한 관련성을 발견하였는데, 이는 영양소 보충과 바이오웰스 간의 명백한 연관성을 입증한다.

우리가 내리는 모든 결론은 강력한 과학적 사실이 뒷받침한다. 보건의료의 위기가 심화되고 기존 '질환관리' 체계는 새롭고 다른 더 나은 접근법으로 대체되어야 한다는 주장에 힘이 실림에 따라, 우리는 전신(whole-body), 온건강(whole-health) 의학 시대의 도래를 목격하리라 믿는다.

『파워 뉴트리언트 10』의 구성에 대해

저자 소개는 이 정도로 하고, 이제 이 책의 나머지 부분이 어떻게 구성되어 있는지를 소개하겠다. 『파워 뉴트리언트 10』을 출간한 목적은 독자에게 건강에 대한 새로운 정의를 제시하고 질환을 어떻게 보아야 하는지에 대해 새로운 통찰력을 제공하는 것이다. 또한 우리는 당신이 매일 건강을 최적화하면 평생에 걸쳐 현저한 금전적 혜택을 볼 수 있다는 점과 관련해 구체적인 정보를 제공하고자 한다. 우리가 제시하는 권장지침을 많은 사람이 직면하는 건강 질환으로 국한하기 위한 방편으로, 우리는 초점을 다음과 같이 3가지 '건강 증후군(health syndrome)'에 두기로 했다.

1. 비만, 2형 당뇨병과 심혈관 질환
2. 골관절염과 골다공증
3. 만성 스트레스, 불면증과 우울증

당신은 우리가 이러한 질환들을 개별적으로 다루는 대신 증후군으로 그룹지은 이유를 궁금해 할지도 모른다. 이유는 2가지이며, 이를 이해하면 이 책에서 더 도움을 얻을 수 있다. 먼저, 우리가 설명하는 10가지 핵심 영양소 중 많은 것이 위에서 증후군의 하나로 그룹지은 질환들 각각을 치료하는 데 동일한 조합으로 사용된다. 따라서 각각의 질환에 대해 개별적으로 동일한 치료법을 되풀이하여 말할 필요가 없다. 둘째, 보다 중요한 이유는 우리가

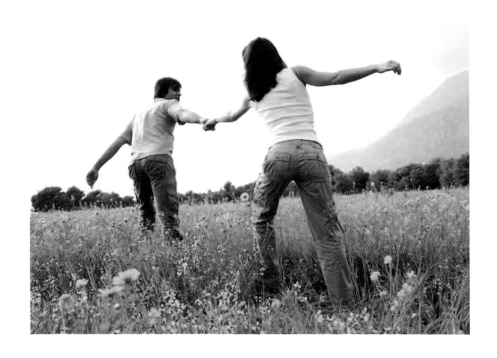

하나의 증후군으로 함께 나열한 질환들은 서로 연관되어 발생하는 경향이 있어 그룹 내에서 하나의 질환이 또 다른 질환을 초래한다는 것이다. 비만인 사람은 다른 사람보다 2형 당뇨병을 일으킬 가능성이 훨씬 더 높고, 이 질환은 다시 심장질환을 일으킬 위험을 증가시킨다. 노인의 활동량 부족은 관절염을 초래할 수 있고, 이 질환은 일반적으로 한층 더 가동성을 떨어트리며, 이렇게 되면 특히 폐경 여성에서 골다공증의 발병을 야기할 수 있다.

이와 같은 진행을 서로 연관된 증후군으로 보면 특정 질환의 근본 원인을 치료할 가능성이 훨씬 더 높다. 예를 들어, 비만의 근본 원인은 보통 나쁜 식습관과 활동량 부족이다. 또 흔히 비만 때문에 발생하는 기저의 심장질환을 무시하면서 그저 계속 숨이 차는 것과 같은 특정한 증상을 억제하는 약물을 처방하지는 않을 것이다.

『파워 뉴트리언트 10』은 기능장애를 예방하기 위해 질환의 과정에 대해 '역분석(reverse engineering)'을 함으로써 당신의 몸에 내재하는 건강(바이오웰스)을 극대화하는 방법을 가르쳐주고자 한다. 질환과 질환에 동반하는 잘 알려진 증상(심장질환에서 흉통, 골다공증에서 약한 뼈 등)은 그저 오랫동안 진행되어 온 보이지 않는 과정의 최종 결과로 이는 영양으로 되돌릴 수 있다. 우리는 이러한 과정을 과학적으로 조명해 그 진정한 본질을 밝혀 주려고 한다.

이 책을 이용하는 방법

이 책은 구성이 독특해 독자가 제시된 내용으로부터 최대의 통찰력을 얻도록 도와줄 것으로 기대된다. 먼저, 우리가 '질환'이라고 부르는 것이 진정 무엇인지를 논의한다. 그런 다음 앞서 우리가 나열한 3가지 증후군, 즉 비만, 2형 당뇨병 및 심혈관 질환, 만성 스트레스, 불면증 및 우울증, 그리고 골관절염 및 골다공증을 아주 자세히 살펴본다.

이어서 장별로 10가지 파워 뉴트리언트(Power Nutrient) 각각을 다뤄 개별 영양소가 무엇이고, 무슨 일을 하며, 어디서 발견할 수 있고, 또 왜 중요한지를 설명한다. 각각의 장에서 우리는 또한 영양소가 사용되는 구체적인 건강 질환(위에서 나열한 증후군 질환과 기타 질환)을 모두 거론하고 영양소가 이러한 질환들에 유용한 이유를 설명한다.

이 책에는 정보를 제공하는 박스가 눈에 띄게 제시되어 파워 뉴트리언트의 특성, 건강 증후군과 기타 건강 및 자연과학의 흥미로운 측면을 빨리 파악할 수 있다. 아울러 파워 뉴트리언트를 다룬 장들은 각각 서로 다른 색깔 띠로 구분되어 있다. 그래서 박스에서 어떤 영양소에 대한 정보를 접하게 될 때 당신은 언제든지 영양소마다 부여된 색깔을 이용해 해당 영양소에 관한 장을 찾아봄으로써 그 영양소에 대한 정보를 더 많이 더 빨리 알아볼 수 있다. 10가지 파워 뉴트리언트에 부여된 색깔은 다음과 같다.

알파 리포산(Alpha Lipoic Acid)

아미노산(Amino Acids)

항산화물질(Antioxidants)

피콜린산 크롬(Chromium Picolinate)

코엔자임 Q10(Coenzyme Q10)

필수 지방산(Essential Fatty Acids): EPA와 DHA

글루코사민(Glucosamine)

녹차(Green Tea)

석류(Pomegranate)

비타민 D(Vitamin D)

이러한 체계를 통해 당신이 이 책에서 더 많은 정보를 얻는 데 도움이 되고 당신이 찾고 있는 것을 쉽게 발견하리라 기대한다.

또한 우리의 웹사이트(www.healthiswealththebook.com)가 추가로 정보를 제공하고 있다.

우리는 이 책이 당신의 건강과 장수를 자신이 책임지도록 격려하기를 간절히 바란다. 아울러 이 책이 스스로 100살까지 살겠다는 목표를 세우고, 활동적이고 적극적으로 살며, 또 몸에서 결핍과 퇴행이 시작되기 전에 예방하는 현명한 선택을 하도록 당신에게 동기를 부여하리라 희망한다. 서구 역사상 아마도 최초로 그렇게 할 수 있는 선택과 기회가 당신에게 제시되어 있다. 당신에게는 스스로 보건의료 체계를 개혁하고 자신의 건강에서 완전한 동반자가 될 수 있는 힘이 있다. 우리는 이 책이 당신의 완전한 건강 잠재력을 개발하고, 당신의 몸에 대한 통제력을 되찾고, 또 가능한 모든 활력을 가지고 살아가는 다면적인 과정에서 첫발(거대한 첫발)을 내딛는 계기가 되길 기대한다. 만일 당신이 주도권을 쥐고 이렇게 한다면, 당신은 삶을 더나으면서도 지금으로서는 거의 상상할 수 없는 방향으로 변화시킬 수 있다.

우리는 당신이 이루게 될 성공을 기뻐할 것이다.

당신의 건강을 위해

루이스 이그나로 박사

앤드류 마이어스 박사

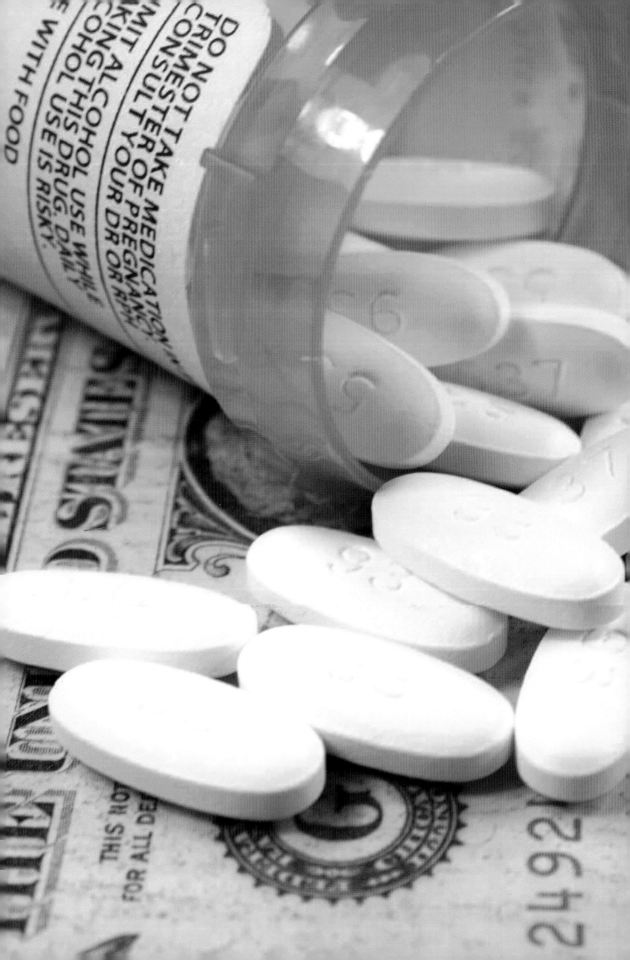

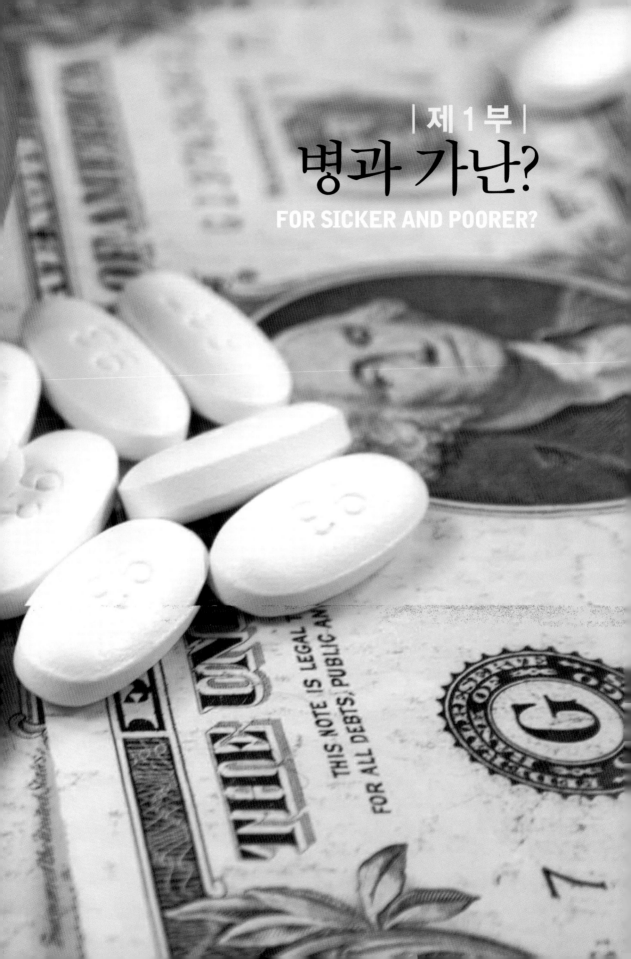

| 제 1 부 |

병과 가난?

FOR SICKER AND POORER?

제 1 장

왜 건강은 재산인가(Why Health Is Wealth)

나는 수술비에 대한 청구서를 받았다. 이제 나는 그 의사들이 왜 마스크를 쓰고 있었던지 알겠다.

- 제임스 보렌(James H. Boren), 정치인이자 유머가

이 책은 건강에 관한 책이므로 경제이론, 압류와 서브프라임 모기지론 (subprime mortgage loan, 비우량 주택담보대출)에 대한 논의는 그러한 논의를 할 자격이 있는 사람들에게 맡기려 한다. 그러나 우리는 단순하고 잔혹한 경제 현실을 무시할 수 없다. 즉 미국에서는 병이 나면 돈이 엄청나게 든다. 건강과 재산은 복잡하게 서로 얽혀 있으며, 한쪽에 통하는 전략과 사고방식은 다른 쪽에도 통한다. 이 때문에 우리는 질환과 건강이란 낡은 용어를 대체하기 위해 '바이오데트(BioDebt)'와 '바이오웰스(BioWealth)'라는 용어를 만들었다. 만일 당신이 돈을 투자할 때 하듯이 당신의 건강을 돌보는 데 장기적인 사고와 고려로 접근한다면, 평생 활력이 넘치는 삶을 즐길 수 있을 뿐만 아니라 향후 수십 년에 걸쳐 건강에 돈을 쓸 필요가 없어 수만 혹은 수십만 달러를 절약할 수도 있다.

미국에서는 30초마다 누군가가 보험에 들지 못한 중증 질환을 치료하는 비용이 엄청난 것이 일부 원인이 되어 파산을 신청한다. 우리의 경제 붕괴는 수백만 개의 일자리와 건강보험 혜택을 앗아가 이러한 문제를 악화시켰다.

바이오데트의 비용

미국 통계국의 수치에 따르면, 통계 작성 당시 미국에서 입원비는 평균 7,000달러 이상이었다. 미국보건의료연합(NCHC)이 보다 최근에 발표한 수치는 한층 더 암울한 소식을 전해준다.

- 2007년에 4인 가구에게 건강보험 혜택을 제공하는 데 드는 비용은 1만2,100달러였다.
- 미국에서 보건의료비 지출은 2011년에 연 3조 달러에 달할 것으로 예상되며, 이는 국방비의 4배에 달하는 규모이다.
- 미국인 4명 중 1명은 자신의 가족이 지난해 의료비를 지불하기가 곤란하였다고 말했는데, 이는 과거 9년간에 비해 7% 상승한 것이다. 거의 30%는 가족 중 누군가가 지난해 진료를 연기하였다고 말했다.
- 2007년 하버드대의 연구에 따르면, 파산을 신청한 사람들에서 본인부담 의료비 채무액은 평균 1만2,000달러였다. 이 연구는 일반인들의 생각과는 달리 파산을 신청한 사람들의 68%가 건강보험에 가입하였다고 지적했다. 또한 연구는 전체 파산 신청의 50%가 감당 불가능한 의료비가 일부 원인이었다고 밝혔다.
- 2009년 초 미국 보건부가 발표한 보고서에 따르면, 경제가 위축되고

건강보험에 가입하지 못하는 사람이 많아졌음에도 미국에서 보건의료비는 전례 없이 사람 당 평균 8,160달러로 상승했다. 이 비용은 2018년에 사람 당 평균 1만3,100달러로 상승해 미국 경제에서 무려 전체 지출의 20%를 차지할 것으로 전망됐다.

- 불황으로 세수가 감소하면서 메디케어(노인의료보험)에서 거대한 비중을 차지하는 병원 신탁기금(hospital trust fund)은 전망보다 더 급속히 자금이 바닥나고 있으며, 이르면 이전에 예상하였던 것보다 3년 더 빠른 2016년에 지불 불능 상태가 될 수도 있다.

필수 파워 뉴트리언트가 만성적으로 결핍되면 건강과 활력이 넘치는 자연스런 몸 상태가 쇠약해질 뿐만 아니라 재정적 안정성에도 타격을 입힐 수 있다. 이 때문에 우리는 이러한 결핍을 바이오데트라고 한다. 심각한 금전적 곤란은 만성 스트레스의 수준을 조금씩 높이기 때문에 당신은 악순환에 갇히고(병은 금전적 압박을 초래하고, 이와 같은 압박은 더 큰 스트레스를 유발하며, 이러한 스트레스는 추가로 기능장애와 퇴행을 야기한다) 그러한 순환은 계속된다.

돈은 의식주, 퇴직소득 혹은 경제 활성화와 같이 오직 유형적인 것만을 제공하지는 않는다. 돈의 소유는 건강과 장수에도 영향을 미친다. 2004년에 헨리 J. 카이저 가족재단(Henry J. Kaiser Family Foundation) 연구자들은 보건의료비의 증가가 건강보험 가입의 감소와 관련이 있다고 밝혔다. 보험료가 상승함에 따라 보험에 가입하는 사람이 줄며, 많은 사람이 질 낮은 보험에 가입해 고가의 의료 시술 또는 처방이 필요한 경우에 비용의 상당 비율을 본인이 부담해야 하는 처지가 되거나 매년 보험기간이 시작되기도 전에 상당한 돈을 지불해야 할 수도 있다. 건강보험에 들 여유가 전혀 없을 때 사람들은 정기 신체검진과 암 검진 같이 건강을 최적화하는 중요한 조치를 취하지 않게 된다. 그들은 더 큰 문제로 진행될 의학적 소견을 드러

만성의 부정적 스트레스는 기타 어느 요인보다도 더 많은 사람을 바이오데트에 빠트린다. 스트레스 자체는 부정적인 것이 아니나, 신체가 끊임없이 '투쟁 도피 반응(fight or flight, 스트레스에 대해 투쟁할 것인가 도피할 것인가의 본능적 반응)'을 하게 되면 그 생리적 결과는 건강에 타격을 가한다. 내분비학자인 한스 셀리에(Hans Selye)가 마감시한의 압박 하에서 우리가 느끼는 심장이 뛰는 흥분 상태를 설명하기 위해 만든 용어인 '유스트레스(eustress, 긍정적 스트레스)'는 우리의 수행능력을 향상시켜 오히려 유익하다. 교감신경계가 자극을 받으면 부신이 강력한 호르몬을 혈류로 분비한다. 그래서 마음이 조급해지고, 혈압이 올라가며, 또 들뜬 에너지가 넘친다. 이러한 종류의 스트레스는 그 양이 적다면 아무 문제가 없다.

그러나 부정적 스트레스 반응은 우리가 포식자로부터 도피하도록 도와주기 위해 수천 년 전부터 진화했다. 이러한 반응은 수분 동안 활성화된 다음 위협이 지나가면 사라지도록 고안되었으며, 하루 종일 일주일 내내 작용하는 것이 아니다. 하지만 일자리 걱정, 월가의 우려, 교통체증, 갈라선 가족, 이라크 전쟁과 기타 수많은 위기에 의해 활성화된 우리의 스트레스 회로는 '온(On)' 위치에 고정된 듯하다. 마넬 제임슨(Marnell Jameson)은 미국에서의 스트레스란 연구에 대해 보고하면서 〈로스앤젤레스 타임스〉에 다음과 같이 기고했다. "만성의 해소되지 않은 스트레스는 면역계를 약화시켜 감기 같은 감염질환과 기타 바이러스에 대한 감수성을 증가시킨다. 그리고 스트레스가 증가하면 염증도 증가해 뇌졸중, 관절염, 2형 당뇨병, 치주질환과 허약을 초래한다. 아울러 연구들에서 해소되지 않은 심리적 스트레스가 누적되면 심장질환과 고혈압을 야기하는 것으로 나타났다."

내줄 수도 있는 진료를 포기한다.

　이 책을 쓰고 있는 중에 때마침 보건의료 개혁에 대한 공공 및 민간 부문의 논의가 보다 가열되고 있다. 변화는 불가피한 듯하다. 그러나 우리는 이전에도 수많이 보건의료가 곧 개혁될 것이라는 말을 들었다. 수백만 명의 미국인에게 건강관련 서비스를 제공하는 시스템은 복잡하고 고질적이며 법인 의료기관과 제약사에 이익이 된다. 이러한 시스템에 의미 있는 변화를 가져오려면 수년이 걸릴 것이다. 우리는 입법 개혁이 언제 이루어질지 혹은 어떠한 해결방안이 도출될지도 알지 못한 채 그러한 개혁을 기다릴 여유가 있는가? 대답은 단연코 '노'이다. 지금은 우리 자신의 건강 미래를 개혁할 시기이며, 그러한 개혁은 재산과 건강 간의 강한 연관성을 이해하는 것으로 시작된다.

건강은 투자와 같다

　우리가 바이오웰스라는 용어를 제안한 이유가 있다. 바이오웰스는 활력과 에너지가 최대인 상태에서 사는 것을 의미하고 이는 삶의 많은 다양한 영역에 재산을 가져다준다. 먼저, 이러한 상태에서 당신은 정신적으로나 육체적으로 모두 건강이 최상이다. 당신은 삶을 완전히 누리고 에너지가 없어 쉬는 대신 좋아하는 일을 할 수 있다. 둘째, 당신은 의료 종사자의 개입을 최소화함으로써 비용과 당신의 시간에 대한 영향을 줄이고 흔히 심각한 바이오데트에 동반하는 스트레스를 없앨 수 있다. 별다른 탈 없이 정기 신체검진을 받기 위해 1년에 한번 담당 의사를 찾아가 몸이 최고로 기능하도록 하기 위해 당신이 하고 있는 모든 것에 대해 개인적이면서 협력적인 상담을 한다고 상상해보라. 신선한 변화가 아닌가?

　전문용어의 차이를 잊고 그와 관련된 목적을 살펴보면 개인의 건강과 재산은 동전의 양면과 같다는 사실을 알게 된다. 이 둘을 위해 이상적인 접근법은 30년 또는 40년 후에 큰 이득을 실현하기 위해 오랜 기간에 걸쳐 지속적으로 조금씩 투자하는 것이다.

아마도 이와 같은 투자의 가장 좋은 예는 알버트 아인슈타인이 "우주에서 가장 강력한 힘"이라고 말한 '복리(復利, compound interest)'이다. 매달 돈을 조금씩 떼어놓으면 복리를 적용할 경우 나중에 엄청난 돈이 된다. 만일 당신이 25세부터 매달 200달러씩 저축하기 시작해 이러한 저축으로 연 평균 8%의 이자를 받는다면, 65세가 될 때까지 겨우 9만6,000달러를 저축하게 되겠지만 복리를 적용할 경우에 저축액은 인플레이션을 제외하고 70만 5,872달러가 될 것이다. 이는 상당한 목돈이다.

또 하나 예로 당신이 규칙적으로 걸을 경우에 어떻게 되는지를 고려해보자. 당신이 지하철로 출퇴근하지만 사무실에서 1마일(1.6킬로미터) 떨어진 곳에서 내려 걸어서 출근하고 퇴근할 때에도 사무실에서 1마일을 걸어 지하철을 탄다고 하자. 주 5일을 일한다면 당신은 매주 10마일을 걷게 된다. 이렇게 걷기 시작할 때 당신의 체중이 200파운드(91킬로그램)라면 당신은 이 정도로 걸어도 하루에 약 265칼로리, 주당 1,325칼로리를 연소하게 된다. 3,500칼로리를 연소할 때마다 체중은 1파운드(0.45킬로그램)씩 감소하므로, 당신이 이렇게 1년 동안 계속 걸으면서 칼로리 섭취량을 증가시키지 않는다면 주 5일만 걷는데도 체중이 약 19파운드(8.6킬로그램) 줄 것이다. 만일 당신의 목표가 날씬하고 적당한 170파운드(77킬로그램)로 줄이는 것이라면, 당신은 기타 아무 운동을 하지 않으면서 18개월 동안 걷기만 해도 이러한 목표를 달성할 수 있다. 투자의 경우와 마찬가지로 장기에 걸쳐 지속적으로 조금씩 조치를 취하면 당신의 체중, 건강과 전반적인 바이오웰스에 놀랄만한 변화를 가져올 수 있다.

당신이 건강에 집중하고 쇠약과 퇴행이 아니라 최적의 기능을 유지한다면 당신의 금전적 미래에 하고 싶은 것과 동일한 종류의 투자를 당신의 건강에 할 가능성이 한층 더 높다. 이렇게 하는 것이 금전적으로 타당하다. 당신이 비타민 C 보조제에 매일 10센트를 쓰면 20년 후 25만 달러가 소요될 수도 있는 심장발작의 예방이 가능하다는 사실을 알고 그렇게 하는 것은 합리적이다. 세포 수준에서 기능장애를 중지시키지 않는 것은 기본적으로 바로 갚아야 할 빚을 지고 있는 것과 같다. 그러한 기능장애는 커지고 축적되어 당신에게 부정적인 영향을 미치며, 결국 임계 수준에 이르면 세포기관이 망가지고 세포 무리들이 부정적 스트레스(distress)를 나타내기 시작한다. 생물학적 '징수의무자(collection agent)'가 당신에게 빚을 갚으라고 요구하면 당신의 몸은 생리적인 파산 상태에 들어가 쇠약과 장애를 일으킨다.

당신의 몸이 최고 수준으로 기능하기 위해 필요로 하는 필수 영양소를 매일 공급하면 당신은 현재와 미래의 활력에 투자하고 있는 것이다. 이렇게

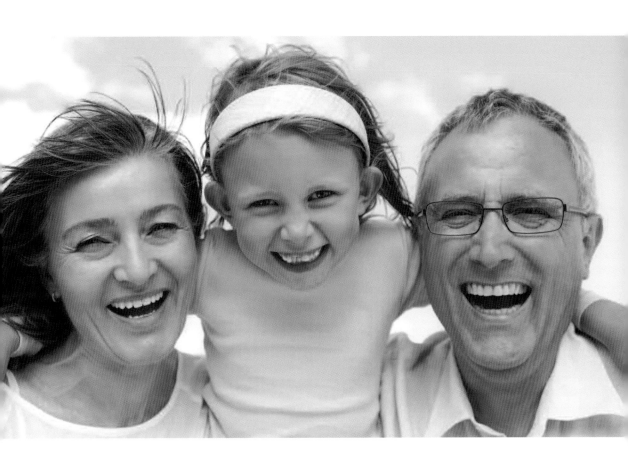

하기가 항상 쉬운 것만은 아니다. 거기에는 금전에서와 같이 장기적인 시야가 요구된다. 증권시장에 매달 수년 동안 돈을 지속적으로 투자하면서 다우가 곤두박질칠 때 현금화하려는 유혹을 뿌리치는 데는 절제가 요구되듯이, 항산화제나 코엔자임 Q10 보조제를 매일 20년 동안 섭취하는 것도 신념에 입각한 행위처럼 보일 수 있다. 그러나 우리는 그것이 신념이 아니라 '사실'에 입각한 행위라고 증언할 수 있다. 잘 뒷받침된 과학연구의 결과들은 일상적인 개인 관리의 건강 부분을 지속적으로 최적화하면 개인의 활력을 보호해 미래의 기능장애를 예방할 수 있다는 점을 증명한다. 금전에 비유한다면 개인의 바이오웰스 계좌에 작지만 매일 저축을 하고 있는 것이다. 시간이 흐르면서 저축은 정말로 불어날 것이다.

책임의 재발견

신체에 대한 서구의 약물 중심적 태도로 인한 결과들 중 하나는 선제적(proactive, 앞을 내다보고 사전대책을 강구하는)이지 못하다는 것이다. 보건정책 결정자, 정치인, 의학 교육자, 제약사와 일반 대중의 마인드를 지배하는 공중보건 모델은 다음과 같은 경향이 있다.

1. 낙관하고 병이 나기를 기다린다.
2. 증상을 치료하기 위해 의사로부터 약물을 처방받는다.
3. '노화'라는 만성 질환을 일으킨다.
4. 장애의 증가로 고통을 받고 질환의 근본 원인을 해결하는 데 거의 도움이 안 되는 침습적 치료를 받는다.

분명히 뭔가 변해야 한다. 우리는 정부가 수월하게 새로운 해결방안을 제시하도록 기다릴 수 있으나, 그러한 것은 실행 가능한 해결방안인 적이 없다. 변화시켜야 하는 가장 쉽고 가장 효과적인 대상은 우리의 보건의료 체계가 아니라 우리 개개인의 선택이다. 의사나 간호사가 아무리 헌신적이라도 우리의 건강에 흥미와 관심을 가지는 사람은 없을 것이다. 아무도 다른 사람에게 그의 생활습관에 대해 합리적인 결정을 내리라고 강요할 수 없으며, 오직 개인만이 그렇게 할 수 있다. 만일 우리가 미국과 미국을 넘어서 건강과 보건의료의 구도를 총체적으로 쇄신하려 한다면, 우리 개개인이 자신의 바이오웰스 계좌에 남아 있는 잔고에 대해 궁극적인 책임을 져야 한다.

투자를 관리해주고 안정적인 퇴직으로 이끌어줄 투자고문을 당신이 고용할 때 그러한 고문은 뮤추얼 펀드나 부동산 기획에 대해 조언해줄지 모르지만, 최종 투자결정을 내리는 사람은 바로 당신이다. 건강도 다를 바 없다. 사람들은 의사를 의료 분야에서 전문적인 조언과 지도를 해주는 의료고문으로 보아야 한다. 그러나 개개인은 그저 증상만 사라지게 하는 단기적 '땜질식(band-aid)' 해결책을 받아들일 것이 아니라 신체 시스템들의 장기적 최적 기능을 촉진하는 합리적인 결정을 할 수 있도록 스스로 깨우쳐야 한다. 우리 각자는 자신에게 일차 진료자가 되고 잠재적인 건강 질환이 시작되기 전에 중지시키도록 돕는 결정을 내릴 힘이 있다. 이렇게 함으로써 우리는 개인이 부담하는 비용을 줄이고, 현재 우리 사회에 전가되고 있는 비용을 낮추며, 또 우리의 보건의료 체계를 모든 사람에게 효과적인 것으로 전환할 수 있다.

『파워 뉴트리언트 10』의 접근법은 영양 보충을 통해 우리의 현대 생활습관으로 인해 끊임없이 고갈되고 있는 필수 영양소를 다시 채워 건강을 최적화하는 것이다. 우리는 나중에 이를 훨씬 더 자세히 논의할 것이나, 여기서는 당신이 영양 보충을 통해 세포에 전달할 수 있는 농축 필수 영양소의 조합과 함께 건강에 좋은 식품을 섭취함으로써 당신의 몸에 제공되는 섬유질, 식물성생리활성영양소(phytonutrient)와 에너지가 강력하고도 건강을 증진시키는 무기(논리에 기초하고 수십 년에 걸쳐 입증된 과학연구가 뒷받침하는 것)를 만든다고 요약해두겠다.

하위문화에 속하는 꽤 많은 사람이 채식, 운동, 영양 보충 또는 명상과 같은 것들을 일상 생활습관의 일부로 포함시키는 선택을 하지만, 이 하위문화는 그리 큰 집단이 아니다. 우리는 이와 같은 선택이 주류 문화의 일부가 되고 '대체 건강(alternative health)'이란 딱지로 오명을 입지 않기를 바란다. 왜냐하면 그러한 선택은 광범위한 활력 향상을 가져오고 장애와 예방 가능한 질환으로 인한 사망을 감소시킬 것이기 때문이다. 그러나 우리는 아직 거기까지는 가지 않는다. 만일 심장질환, 당뇨병과 암을 방지하리란 전망이 다수에게 건강에 좋은 행동을 택하도록 동기를 부여하는 유인책으로 충분하지 않다면, 아마도 힘든 경제 상황에서 돈을 절약할 수 있다는 생각은 충분한 유인책이 될 것이다.

> 당신의 몸에 올바른 조합의 핵심 영양 보조제를 공급함으로써 당신은 급성 및 만성 건강 질환을 방지하고, 의료비를 줄이며, 또 평생에 걸쳐 상당한 재산을 모을 가능성을 증가시키게 된다.

당신이 건강에 좋은 선택을 증가시키면 그에 비례해 몸의 건강 상태와 절약하는 돈이 모두 최적화된다. 이건 상식이다. 만약 당신이 정상 체중을 유지하고, 스트레스 수준을 통제하고, 면역계를 조율하고, 영양이 풍부하고 다양한 식사를 하고, 또 영양 보충을 통해 몸이 필요로 하는 핵심 영양소를 공급한다면, 병이 날 가능성은 줄게 된다. 또한 병이 나더라도 경중이고, 입원기간과 약물을 덜 요하고, 또 심장발작, 뇌졸중, 당뇨병 또는 암과 같은 '생활습관 치명질환(lifestyle killer)'을 일으킬 가능성은 낮을 것이다.

아울러 경제학을 전공하지 않았어도 당신은 의료비와 보험료가 이미 아주 놀라울 정도로 높고 매년 두 자릿수로 증가할 것으로 예상되는 상황에서 진정한 바이오웰스가 당신에게 엄청난 돈을 절약해줄 수 있다는 점을 이해하기란 어렵지 않다. 당신은 처방약을 덜 조제받을 것이기 때문에 처방약을 덜 소비하게 된다. 당신은 건강보험뿐만 아니라 생명보험에 대해서도 더 나은 보험료율을 적용받을 것이다. 당신은 일차 진료 의사를 만나고 전문의에게 의뢰되는 경우가 적어지게 된다. 당신은 병원에서 지내는 시간이 줄 것이다. 당신은 질병 때문에 일을 못하고 집에서 보내는 시간이 줄게 되며, 아마도 에너지와 생산성이 향상될 것이다. 이 모든 것이 합쳐져 돈을 덜 소비하고, 돈을 더 많이 벌며, 또 더 많은 돈을 은행계좌에 예치할 수 있는 것이다.

그러나 그냥 우리의 말을 그대로 믿지 마라. 일부 수치를 합산해 치료보다 나은 예방이 어떻게 진정한 금전적 혜택을 제공할 수 있는지를 알아보자.

건강이 재산이다! 혜택 1: 의료비 절감

미국 질병통제센터(CDC)와 미국보건통계센터(NCHS)에 따르면, 보통의 미국인은 연 3회만 개인병원을 방문한다. 그러나 1996년에서 2006년까지 개인병원, 병원 외래병동과 응급실에 대한 예약 안 된 방문은 26% 증가했다. 이는 예방적 진료의 부족으로 인해 자발적이고 흔히 긴급한 진료 요구가 커지고 자기관리의 최적화가 심히 결핍되어 있다는 점을 시사한다.

사실 동일한 데이터에 따르면, 의사 방문의 19.2%만이 관리의 최적화를 위한 것이었다. 우리는 건강 질환을 점점 더 오랜 기간 그냥 놔두고 있으며, 그 결과는 보다 심각한 질병을 일으키는 것이다. 병원 외래방문은 당뇨병의 경우 43%, 고혈압의 경우 51% 증가했다. 이는 2000년에서 2005년까지 의사 및 병원 방문에 대해 본인이 부담하는 금액(deductible, copayment for medication and coinsurance)이 평균 115% 상승한 하나의 이유인 것으로 세계적인 기업컨설팅 전문업체 휴잇어소시엇츠(Hewitt Associates)가 작성한 보고서(Health Care Expectations: Future Strategy and Direction)에서 나타났다.

당신이 보험에 가입하였다고 가정한다면, 당신은 의사에게 진찰을 받을 때 본인부담으로 얼마를 내는가? 정기적인 의사 방문, 입원과 심장우회수술이란 3가지 상황에 대해 이를 분석해보자.

의료비 내역

연간 총 의사 방문 횟수(2명)	총 본인분담액 (copay)	기본검사(혈구수와 기본혈액검사[BMP])	최적 관리로 연간 방문을 다음으로 줄인다.	연간 절감액
5회	방문 당 38달러, 총 190달러[1]	방문 당 85달러, 총 425달러[2]	2회	179달러
45~64세 사이 20년간 입원 추정 횟수	5일간 평균 총 입원비	본인부담금(deductible과 30% coinsurance)	4회 입원의 총 비용 (deductible만)	건강 최적화로 입원을 4회에서 2회로 줄여 얻는 20년간 절감액
4회	19,400달러[3]	6,820달러[4]	27,280달러	13,640달러
심장우회수술	수술비	평균 본인부담금(deductible) 1,000달러 + 30% 본인분담액 (coinsurance, 최대 본인분담 지불액 15,000달러로 가정)	브랜드약(스타틴, 항혈전제, 고혈압약, 항부정맥제)의 10년간 약제비, 2개월간의 물리치료, 2개월간의 급여 손실	심장우회술을 방지하여 절감되는 금액
남성의 경우 병원 수술의 22% 차지[5]	55,591달러[6]	16,000달러	70,660달러[6,7,8]	86,660달러
20년간 건강 최적화를 통해 절감되는 총액				103,880달러

[1] U.S. Dept. of Health and Human Services
[2] *Focus*, May 2009
[3] Healthcare Cost and Utilization Project, February 2009
[4] Mercer 2008 U.S. National Health Plan Survey
[5] WebMD.com
[6] *Healthcare Blue Book*
[7] Blue Cross/Blue Shield of Tennessee
[8] U.S. Census Bureau

우리는 노인 환자에 대한 메디케어 약제비 급여와 같은 요인들을 고려하지 않았는데, 그렇게 하면 계산이 너무 복잡하기 때문이다. 그러나 심장우회수술만 뺀다 하더라도 그저 의사 방문과 입원을 피함으로써 20년에 걸쳐 약 1만7,000달러를 절약하게 된다. 그 정도 세월이 흐르면 첫째 아이가 훌륭한 주립대학에 재학하거나 근사한 가족휴가를 보낼 때가 아닌가!

건강은 재산이다! 혜택 2: 약제비 절감

보통의 해에 미국인들에게는 30억 장 이상의 처방전이 발급된다. 이들 중 일부는 항생제나 진통제처럼 급성의 일시적인 문제에 처방되는 단기적 약물이다. 그러나 가장 흔히 처방되는 약물은 우울증과 고혈압 같이 만성 바이오데트 질환의 장기적 치료를 위한 것이다. 사실 미국에서 가장 흔히 처방되는 약물 3개 품목은 항우울제 푸로작(Prozac), 팍실(Paxil)과 렉사프로(Lexapro)이다. 그 뒤를 바싹 뒤쫓는 약물이 노바스크(Norvasc), 로프레서(Lopressor)와 라식스(Lasix) 같은 고혈압약이다. 보건의료연구질청(Agency for Healthcare Research and Quality, AHRQ)이 작성한 보고서에 따르면, 모두 합쳐 2004년에 노인들은 연 평균 1,914달러를 처방약에 썼다.

당신의 처방약을 모두 혹은 대부분 없앨 수 있다면 어떨까? 당신은 얼마나 절약할 수 있을까?

약제비 내역

복용 약물(브랜드약)	연간 비용(약제비의 50%에 보험이 급여된다고 가정)[1]	최적 관리로 약물을 다음으로 줄인다.	새로운 연간 비용(약제비의 50%에 보험이 급여된다고 가정)[1]	연간 절감액
3개: 콜레스테롤, 고혈압, 우울증 치료용	2,988달러	1개: 베타차단제, 저용량	486달러	2,502달러
처방약에 대한 20년간 총 절감액				50,040달러

[1] Blue Cross/Blue Shield of Tennessee

건강은 재산이다! 혜택 3: 보험료 절감

보험료는 급여의 질과 폭이 떨어지고 있는 만큼이나 빨리 상승하고 있는 듯하다. 당신이 고용주를 통해 자신과 가족을 위해 건강보험에 가입할 수 있을 정도로 운이 좋다고 하더라도 타격을 피하지는 못한다. 헨리 J. 카이저 가족재단에 따르면, 보통의 미국 근로자는 2007년 건강보험료로 연 3,300달러 정도를 냈다. 이는 전년 대비 10% 증가한 것이다.

'최적화 생활습관(optimization lifestyle)'을 택해 건강한 사람이 되면 2가지 방식으로 보험료를 줄이는 데 도움이 될 수 있다. 첫째, 많은 자영업자가 그러듯이 공개시장을 통해 민간보험을 골라 가입해야 할 경우에 당신이 체중을 조절하고 혈압이 정상이며 흡연을 하지 않으면 보통 더 나은 요율을 적용받게 된다. 둘째, 당신의 체력과 전반적인 건강이 아주 좋아 대부분의 사람보다 더 위험을 감수할 여유가 있다면 본인부담금(deductible)이 더 높고 본인분담액(copay)이 더 많은 단체보험에 가입할 수 있다. 본인부담금은 대개 주요 질환으로 입원할 경우에만 올라가므로 당신은 심각한 질환을 일으키지 않을 것이라고 확신하는 거나 다름없고(물론 당신은 사고를 막을 수는 없지만), 따라서 더 높은 본인부담금을 지불할 필요가 없을 것이다. 만일 당신이 선제적 조치를 취함으로써 가능한 최선의 건강 상태에 있어 건강 질환을 일으킬 가능성이 낮아졌기 때문에 위험을 감수해도 좋다고 생각한다면, 당신은 보험료를 상당히 끌어내릴 수 있다.

당신이 보다 건강한 생활습관을 택한 회사원이고 질환을 일으킬 위험을 낮추었다는 사실을 알기 때문에 본인부담금을 2배 올려도 좋다고 하자. 이렇게 하면 회사 보험에 대해 본인이 분담하는 연간 비용을 줄일 수 있다.

보험료 내역

회사 건강보험료에 대한 보통의 연간 소비자 분담분	최적화 생활습관 채택과 본인부담금 (deductible) 인상 후 줄어든 비용	연간 절감액
3,492달러[1]	2,200달러	1,292달러
보험료에 대한 20년간 총 절감액		25,840달러

[1] Kaiser Daily Health Policy Report, May 15, 2008

건강이 재산이다! 혜택 4: 생산성 향상

마지막으로, 너무 아파 일할 수 없다면 당신이 시간당으로 급료를 받거나 고용주로부터 받는 유급 병가 수당이 없을 경우에 당신은 연간 얼마만큼의 수입 손실을 보는가? 질환과 그로 인한 수입 손실은 개인 파산을 초래하는 주요 원인들 중 하나이다. 예를 들어, 2008년 12월에 공개된 연구에서는 정신질환으로만 미국인들이 적어도 연 1,930억 달러의 수입 손실을 입는 것으로 나타났다. 여기에 심장질환, 호흡기 질환, 당뇨병과 기타 흔히 예방 가능한 질병으로 인한 장애를 더하면 그 총액이 배가 되어 거의 4,000억 달러에 달할 것이라고 해도 우리는 놀라지 않을 것이다.

4,000억 달러를 2억(개략적인 미국 성인 인구수)으로 나누면 2,000달러가 된다. 당신은 감기, 독감, 관절염 통증 또는 기타 문제로 연간 이 정도로 급료 손실을 본다는 얘기다. 만일 당신이 건강을 증진시켰고 병이 나도 드물었고, 더 잘 잤으며, 또 면역계를 약화시키지 않은 채 업무 스트레스를 관리하였다면, 얼마나 더 벌었겠는가?

감소된 수입 내역

질병으로 인한 통상적 연간 수입 손실	생활습관 최적화 후 질병으로 인한 연간 수입 손실	연간 수입 증가
3,846달러[1]	1,000달러	2,846달러
생활습관 최적화를 통한 20년간 총 절감액		56,920달러

[1] National Library of Medicine

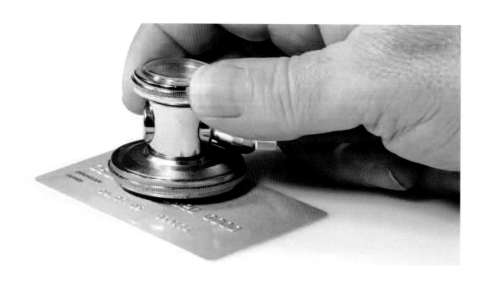

건강이 재산이다: 최종 결산

그래서 우리의 가상적인 상황을 고려할 경우에, 당신이 영양 보충과 기타 현명한 생활습관 선택을 통해 활력을 최고 수준으로 최적화한다면 어려운 경제 현실을 헤쳐 나가는 데 도움을 받기 위해 얼마나 더 많은 돈을 수중에 확보할 수 있을까? 계산을 해보자.

건강이 재산이다! 총 절감액

재산 고갈 요인	1년간 절감액	5년간 절감액	10년간 절감액	20년간 절감액
의사와 병원 비용 (우회술 제외)	850달러	4,250달러	8,500달러	17,000달러
약제비	2,502달러	12,510달러	25,020달러	50,040달러
보험료	1,292달러	6,460달러	12,920달러	25,840달러
급료 손실	2,846달러	14,230달러	28,460달러	56,920달러
총액	7,490달러	37,450달러	74,900달러	149,800달러

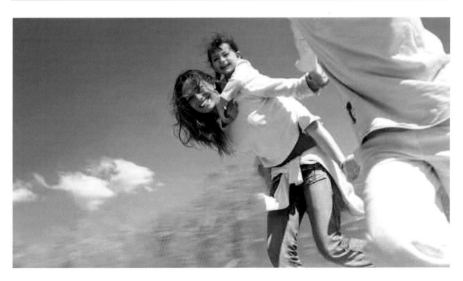

이는 많은 돈이며, 거의 연 7,500달러에 달한다. 당신이 이 돈을 퇴직을 위해 투자하거나 대학 학자금 마련 계좌에 넣고 그에 대한 이자는 연 8%라고 상상해보라. 이 돈을 증권시장에 투자해서 30년 후에 당신이 얻게 되는 금액을 살펴보자(인플레이션은 감안하지 않음).

연	저축액	잔고
1년	7,490달러	7,490달러
2년	7,490달러	15,880달러
3년	7,490달러	24,967달러
4년	7,490달러	34,808달러
5년	7,490달러	45,466달러
10년	7,490달러	113,587달러
15년	7,490달러	215,076달러
20년	7,490달러	366,280달러
25년	7,490달러	591,551달러
30년	7,490달러	927,169달러

재산 투자와 마찬가지로 당신이 최적화 생활습관을 택함으로써 절약할 수 있는 돈의 액수는 한해에는 그리 많은 것처럼 보이지 않을지도 모른다. 그러나 오랜 기간에 걸쳐 당신이 물었을 수도 있지만 대신 막았던 비용을 고려한다면 그것은 분명히 상당한 액수이다. 그 정도의 돈이라면 사람들의 삶에 뚜렷한 차이를 가져올 수 있다.

우리의 접근법은 아주 낮은 위험으로 수많은 잠재적 혜택을 제공하기 때문에 너무도 훌륭해 거의 믿기지 않을지도 모른다. 그러나 만일 당신이 적절한 영양 보충을 시작하고 유지한다면, 당신은 전반적으로 건강이 향상되고, 에너지가 많아지고, 스트레스가 낮아지고, 의료비가 줄고, 업무 생산성이 높아지고, 삶의 질이 향상되고, 또 마음의 평화가 증진된 삶을 누릴 가능성이 충분하며, 이 모든 것은 처방약의 사용에 따른 부작용이나 비용 없이 온다. 이 때문에 우리의 영양 전략은 기능장애가 일어나기를 기다렸다가 손상을 복구하려 하지 않는다. 이러한 전략은 당신의 몸이 완전한 건강 잠재력에 도달하도록 돕고 바이오데트가 시작되는 것부터 막는다.

건강에 대해 영양 경로를 밟으면 건강 향상을 훨씬 뛰어넘는 혜택을 얻게 된다. 즉 당신의 건강에 대한 통제력이 당신에게 되돌아오는데, 거기가 원래 있어야 할 곳이다. 우리의 건강은 항상 우리의 통제를 받았으나, 우리들은 대부분 세뇌당해 우리가 책임져야 하는 것을 의사, 병원과 제약사에게 넘겨줬다. 우리는 자신의 건강을 자신이 통제할 수 있는 어떤 것으로 여기지 않는다. 그러나 어느 의사나 약물도 우리에게 운동을 하게 하고 스테이크와 으깬 감자를 현미와 연어로 대체하게 할 수 없다. 그들은 우리가 아미노산, 섬유질과 항산화제를 섭취하도록 할 수 없다. 또한 그들은 우리의 놀랄만한 생물학적 기계(몸)의 성능을 극대화함으로써 우리의 재산을 개선하는 방법에 대해 조언해줄 수도 없다. 우리는 자신의 건강을 통제하는 것과 동일한 방식으로 재산을 통제한다. 그러한 통제력은 우리가 장악하기만 하면 우리에게 유망한 미래를 만들 힘을 준다.

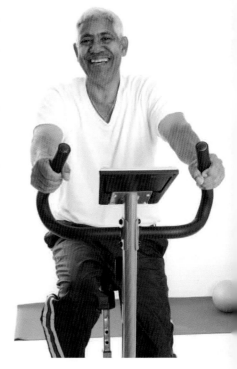

궁극적으로 수많은 사람을 무력화하고 죽게 하는 증후군은 수십 년에 걸쳐 점진적인 쇠약과 기능장애를 통해 발생하기 때문에 우리의 건강, 활력과 장수에 가장 큰 영향을 미치는 것은 바로 평생 동안의 습관이다. 우리에게는 재정적 안정성을 포함해 모든 것을 우리의 선택으로 변화시킬 힘이 있다.

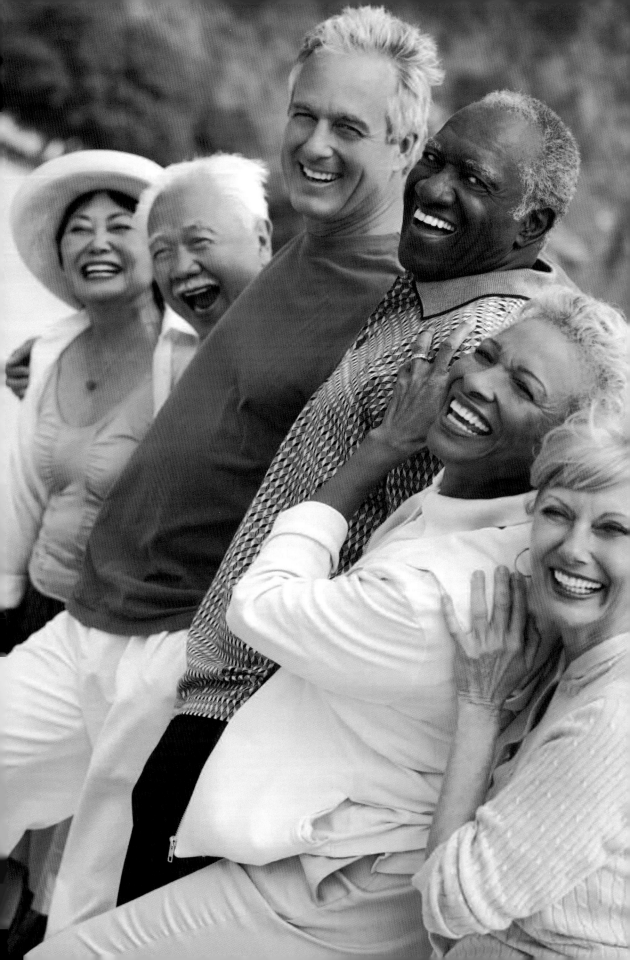

제 2 장

질환의 재정의(Redefining Disease)

의사는 건강이 아니라 질환에 관심을 가지라고 배운다. 대중은 바로 건강

이 질환에 대한 치유라고 배운다.

- 애슐리 몬태규(Ashley Montagu), 인류학자이자 인문학자

오키나와 섬에 거주하는 주민들은 평균 기대수명이 81세 이상으로 세계 어느 집단보다도 높은 수명을 누린다. 오키나와는 세계 어느 나라보다도 100세 이상 노인의 비율이 가장 높다고 한다(주민 10만 명 당 34.7명). 오키나와 사람들은 암과 심장질환 발병률이 세계에서 가장 낮다. 오키나와 100세 이상 노인 연구(Okinawa Centenarian Study)는 1970년대 중반 이래로 이 사회의 노인들을 추적해 80대와 그 이상인 이들 노인에서 동맥이 깨끗하고, 관절이 부드럽고, 성욕이 강하고, 정신이 맑고, 또 전반적인 건강이 아주 좋은 이유를 알아봤다.

극히 고령까지 살면서도 내내 놀라울 정도의 건강과 원기를 유지한 오키나와 사람들에 대한 이 연구에서 연구자들은 유전적 이점이 존재하지만 관찰된 활력의 주요 원인은 전통적인 문화 양식에 따른 그들의 생활습관 선택에 있다는 사실을 알았다. 오키나와 사람들은 다른 사람들보다 적게 먹는

다. 그들은 배가 80% 정도 부르다고 느낄 때 그만 먹는데, 이를 '하라 하치부(腹八分, 위에 가득 차게 먹지 않고 8부 정도만 먹는 것)'라고 한다. 그들의 고섬유질 식사에는 건강에 좋은 지방, 과일, 채소, 생선과 두부 같은 콩 식품이 풍부하다. 그들은 깊은 영적 믿음을 가지며 수십 년 동안 소속된 유대감이 강한 사교 모임에 나가는 경향이 있다.

이와 같은 사실은 이 장에서 우리의 논의를 위해 중요하다. 왜냐하면 우리는 이러한 사실을 이용해 당신이 건강과 질환의 의미를 바라보는 방식을 대폭 변화시키려 하기 때문이다. 우리는 처음으로 질환의 진정한, 감춰진 역학을 드러내고 당신이 많은 오키나와 사람이 하는 것과 동일한 장기적 활기를 즐길 수 있는 방법을 제시할 것이다.

질환의 의미

'질환(disease)'은 모호한 단어로 암과 독감에서 우울증과 주의력 결핍 장애에 이르기까지 광범위한 신체적 문제를 설명하는 데 쓰인다. 이 단어에 함축된 지적이고 정서적인 의미는 그 구체성의 결여보다 더 위험하다. 질환은 이야기 끝에 "나, 심장질환이야"라고 하듯이 최종적이라는 병적인 뉘앙스가 실린 부정적 용어이다. 이는 질병을 호소해볼 희망도 없는 징역형처럼 얼버무리는 것이다. 이러한 질환 인식은 전통적인 의학 접근법에서 유래하였으며, 거기서는 흔히 개별 환자나 질환의 기저 생리적 원인보다는 진단의 선언이나 병명의 확인에 보다 초점을 둔다.

질환이란 개념은 운명론적이기 때문에 우리의 장기적 건강에 해롭다. 그것은 신체 기능장애(dysfunction)를 벼락을 맞은 것과 비슷하게 여기도록 한다. 그것은 느닷없이 나타나고 막을 수 없으며 되돌릴 수도 없다. 일단 질환을 일으키면, 그에 대해 당신이 할 수 있는 일은 아무것도 없다. 당신이 바랄 수 있는 최선의 상황은 생존이다. 일단 질환을 일으키면, 당신은 영구적으로 변한다. 당신에게는 그 발생을 예방하고 일단 발생한 경우에 그것을 되돌릴 힘이 없다. 이것이 바로 현대 서구의학이 질환을 정의하면서 바라보는 일반적 견해이다. 당신은 자신의 건강에 대한 통제력을 가지지 못하고 그저 신체 쇠약을 일으키지 않도록 기대할 수 있을 뿐이다.

『파워 뉴트리언트 10』이 질환을 보는 시각은 완전히 다르며 의학계로부터 지지가 증가하고 있다. 이러한 관점은 모든 인간을 그 자연적인 상태에서 최적의 기능을 가지고 작용하는 완전히 전인적인 존재로 본다. 옛 의학 전통에서는 신체가 자기조절(self-regulation)을 하고 질환은 자기조절이 교란될 경우에만 발생한다고 믿었다. 현대 용어로는 이를 '피드백 루프(feedback loop)'라고 한다. 성숙하면 인체는 장기, 신경, 뼈, 근육 및 뇌세포와 관련해 최고의 기능을 유지하기 위해 필요로 하는 모든 것을 갖게 된다. 신체는 중등도 스트레스의 영향을 다루고, 그 시스템들에서 독소를 제거하며, 또 일반적으로 자신에게 일어나는 것이 무엇이든 필요에 따라 반응할 수 있다. 신체는 자신이 필요로 하는 3가지 핵심 요소, 즉 적절한 영양, 적절한 운동과 적절한 휴식을 충분히 취한다면 이와 같은 기능을 놀라울 정도로 쉽게 수행할 수 있다.

그러나 미세 조정된 이 시스템이 필요로 하는 연료, 운동과 수면을 취하지 못할 경우에 그 자기조절 피드백 메커니즘은 교란되고 불균형과 부조화가 일어난다. 이러한 상태가 발생할 때 우리는 이를 "병났다"라고 부른다.

인체의 시스템들은 건강한 정렬을 이루도록 고안되어 있다는 입장에서 출발한다면 병을 끝내는 것은 그저 그러한 시스템들이 동적인 정렬을 이루도록 되돌리는 문제로 볼 수 있다.

당신은 병나는 것이 아니라 건강하도록 만들어져 있다. 『파워 뉴트리언트 10』은 증상이나 건강 질환의 종점에 초점을 두는 것이 아니라 대신 발병의 기저를 이루는 과정, 즉 수년 또는 수십 년에 걸쳐 발생하기 시작하고, 그런 다음 진행하며, 결국 억제되지 않는 과정을 살펴본다. 그러므로 생리적인 병을 설명하기 위해 질환이란 용어를 사용하는 것은 설명적이거나 해설적이지 않다. 이러한 병은 사실 시스템들의 기능장애이며 일단 그들이 필요로 하는 것을 공급하면 최적 기능으로 되돌아갈 수 있다. 따라서 심혈관 질환이 아니라 '심혈관 기능장애'이다. 2형 당뇨병은 '혈당 조절 기능장애'이다. 비만은 '대사 기능장애'라고 해야 한다. 우리의 목표는 질환이 무엇인지를 다시 정의하는 것일 뿐만 아니라 가장 심각한 질환들의 원인을 탐색하는 것이기도 하다.

이와 같은 용어의 사용은 단지 의미상의 차이를 바로잡는 데 그치지 않는다. 말에는 힘이 있으며, 우리가 신체 기능장애를 생각하는 방식은 환자와 의사로서 모두 우리가 그것을 치료하고 예방하는 데 얼마나 힘을 부여받았다고 느끼는지에 영향을 미친다. 우리가 어휘에서 질환이란 단어를 제거하고 그것을 기능장애로 대체하면 우리가 피할 수 없고 되돌릴 수 없다고 생각하는 질환이 실은 예방 가능하고 되돌릴 수 있다는, 삶을 바꾸는 진실이 드러난다. 올바른 기능은 복구될 수 있다. 질환으로 이어지는 기능장애를 예방함으로써 질환은 예방 가능하다.

이의 예로, 의학계는 수십 년 동안 심혈관 질환은 되돌릴 수 없다고 주장하고 대신 추가 손상의 예방이 할 수 있는 전부라고 고집했다. 그러나 일산화질소(nitric oxide)에 대한 이그나로 박사의 노벨상 수상 연구 등은 아미노산인 L-아르기닌(L-arginine) 보조제를 섭취하면 실제로 심혈관 기능장애를 되돌릴 수 있다는 사실을 증명했다. 우리를 병나게 하는 것과 이에 대응해 우리가 할 수 있는 것에 대한 흔한 가정은 대부분 전혀 옳지 않다.

질환의 진정한 원인을 밝히다

우리의 몸은 비타민, 미네랄, 지방산, 아미노산 등 완전히 구비된 필수 영양소를 공급받으면서 수십 년 동안 최적으로 기능하도록 발전했다. 이제 우리들 중 많은 사람이 질병을 일으키고 있으므로 논리상 뭔가가 우리 몸에서 그러한 필수 영양소를 앗아가고 있다는 결론이 나온다. 그 '뭔가'가 바로 현대 생활이다.

- 1988년에 미국 공중위생국장(Surgeon General)은 사망자 21명 중 15명이 영양 결핍과 관련이 있다고 결론을 내렸다.
- 질환이 영양 상태와 연관이 있다고 밝히는 영양중심 연구가 확산되고 있다.
- 연구는 매일 비타민 E 267mg을 섭취하면 심장질환 위험이 50% 감소한다고 한다. 그러나 평균적으로 서구인은 매일 비타민 E를 9.3mg만 섭취한다.
- 연구에 따르면, 매일 비타민 C 500mg을 섭취하면 조기 사망률을 전반적으로 50% 감소시킬 수 있다. 하지만 평균적으로 서구인은 매일 비타민 C를 58mg만 섭취한다.
- 연구는 오메가-3 지방산을 섭취하면 순환기 질환의 예방을 돕고 뇌졸중과 심장질환의 발생이 감소한다고 한다. 그러나 평균적으로 서구인은 이러한 필수 지방산을 150mg만 섭취하는데, 이는 권장 섭취량의 50%도 된다.

Source: healthandgoodness.com

산업시대가 시작되기 이전에 우리의 환경과 생활습관은 우리 몸이 계속 건강하고, 강한 면역계를 기르고 유지하며, 또 최고조로 기능하기 위해 필요로 하는 영양소를 풍부하게 제공했다. 산업사회 이전에 사망의 대다수는 사고와 감염으로 인한 것이었다. 현대에서는 개선된 안전법과 위생처리로 이러한 사망 원인은 급감했다. 대신 이제는 심장발작, 당뇨병, 뇌졸중과 암 같이 거의 완전히 예방 가능한 생활습관 관련 질환으로 사망한다. 이렇게 사망을 일으키는 이들 질환과 기타 질환의 근본 원인은 삶의 방식이다. 이와 같은 삶의 방식은 우리가 간절히 필요로 하는 영양소를 충분히 섭취하지 못하게 하면서 동시에 몸에 스트레스를 더 많이 주고 이로 인해 우리는 원래보다 한층 더 많은 양의 영양소를 필요로 한다.

다음은 우리에게 '기능장애 유행병(dysfunction epidemic)'을 유발하고 있는 요인들 중 일부이다.

· 대기 및 수질 오염물질(담배연기 포함)은 세포를 손상시키고 끊임없이 우리 몸을 손상 억제라는 비상사태에 두게 한다.

· 플라스틱, 살충제와 건축자재에서 방출되는 독소는 천식 발작을 촉발하는 것에서 종양 성장을 야기하는 것에 이르기까지 일련의 문제를 유발한다.

· 경제 우려와 소비 중심의 생활습관은 우리의 '투쟁 도피' 아드레날린 반응이 끊임없이 활성화되어 혈관벽에서 면역계에 이르기까지 모든 것에 피해를 입히는 강력한 스트레스 호르몬이 우리 몸에 넘치는 환경을 초래한다.

· 미국 농업경제, 작물 및 토양 공인 전문가 등록협회(ARCPACS)에 따르면, 미국에서 농경지 토양의 미네랄 영양소 함량은 점점 고갈되어 가고 있다. 이는 건강식이라고 하는 식사를 하는 사람조차 아마도 필요한 미네랄을 충분히 섭취하지 못하고 있을 것이라는 의미이다.

- 우리는 칼로리, 지방과 나트륨 함량이 높은 가공식품을 너무 많이 먹으면서 과일, 채소, 생선, 견과와 씨는 너무 적게 먹고 나쁜 식습관에 따른 부작용을 상쇄해줄 영양 보조제를 섭취하지 않는다.
- 우리는 너무 적게 움직이고 체중이 너무 많이 나간다. 미국 질병통제센터에 따르면, 미국 성인의 66%가 과체중이거나 비만이다.

우리의 몸은 필수 영양소를 적절한 양으로 공급하면 정상적인 요구에 직면해 정상적인 기능을 유지하는 준비를 갖추게 된다. 그러나 스트레스가 높고, 영양이 결핍되어 있으며, 주로 앉아 지내고(좌식생활), 수면이 부족한 생활습관과 독성 환경이 모두 신체의 시스템들을 계속 정상적으로 기능하도록 하기 위해 우리가 섭취해야 하는 필수 영양소의 양을 증가시킨다. 정부가 추천하는 핵심 영양소의 일일권장량은 더 이상 충분하지 않다.

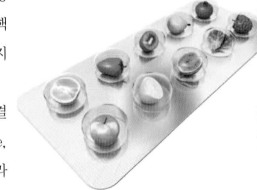

우리는 이와 같은 부정적 상황을 '영양소 결핍 증후군(Nutrient Deficiency Syndrome, NDS)'이라 한다. 이것이 우리가 현재 질환이라고 부르는 상태의 진정한 원인이다.

건강에 나쁜 생활방식은 우리 세계가 중요 영양소의 섭취를 과거 어느 때보다도 더 어렵게 하는 바로 그 시점에서 그러한 영양소에 대한 우리의 요구를 증가시키고 있다.

3D 효과

여기서 3D 효과(3D effect)는 당신이 극장에서 모양과 색깔이 재미있는 안경을 쓰고 앉아 경험하는 효과에 대해 말하는 것이 아니다. 우리가 논의하는 3가지 D는 영양소 결핍 증후군(NDS)의 3단계를 말한다. 이렇게 단계적으로 보면 NDS가 진행되다가 우리가 현재 질환이라고 인식하고 있는 상태가 될 때까지의 과정을 추적할 수 있다. 이러한 단계의 진행을 보면 소위 질환은 상태가 아니라 '과정'이라는 점이 분명해진다. 그 과정에서 신체는 최적으로 기능하기 위해 절실히 필요로 하는 일부 영양소의 양이 부족해 점차 세포 수준에서 손상을 일으킨다. 결국 우리는 느닷없어 보이는 증상을 나타낸다. 그제야 우리는 "내가 병났군"이라고 생각한다. 그러나 실제로는 그러한 증상이 나타나도록 한 과정은 십중팔구 오래 전에 시작되었을 것이다.

세 가지 D는 영양소 결핍 증후군의 구성요소이다. 우리가 정의하는 D들은 신체가 필요로 하는 필수 영양소를 충분히 공급받지 못할 때 발생하기 시작한다. 신체에서 결핍된 특정 영양소들이 제공되지 않으면 하나의 D는 불가피하게 다음으로 진행하게 된다. 세 가지 D는 다음과 같다.

1. **고갈(Depletion)**: 고갈은 하나 또는 그 이상의 필수 영양소의 섭취가 하나 또는 그 이상의 신체 시스템이 최고로 기능하기 위해 필요로 하는 양 밑으로 떨어질 때 발생한다. 예를 들면, 심장근육 건강에 중요한 코엔자임 Q10의 수치가 식사 결함과 스트레스가 많은 삶으로 인해 전체 건강에 필요한 수치 밑으로 하락하는 경우이다.

2. **결핍(Deficiency)**: 결핍은 하나 또는 그 이상의 필수 영양소의 만성적 고갈이 세포 수준에서 신체 시스템들의 파괴를 유발하기 시작할 때 발생한다. 예를 들어, 심장근육 세포가 10년 동안 코엔자임 Q10의 수치가 충

분치 않아 손상의 징후를 보이기 시작하는 경우이다.

3. **기능장애(Dysfunction)**: 세포가 아주 현저히 손상되어 이전에는 드러나지 않던 손상이 증상으로 나타나기 시작할 때 발생한다. 예를 들면, 결핍으로 인한 세포 손상이 추가로 10년 동안 지속된 후 숨참과 흉통을 경험하기 시작하는 경우이다.

주류 의학은 이를 '심부전(heart failure)'으로 진단할 것이나, 우리의 영양학적 시각에서는 오히려 '심혈관 기능장애(cardiovascular dysfunction)'라고 규정한다. 즉 오랜 기간에 걸쳐 심장근육에 필요한 영양을 제공하지 못해 나타나는 예측 가능한 최종 결과이다.

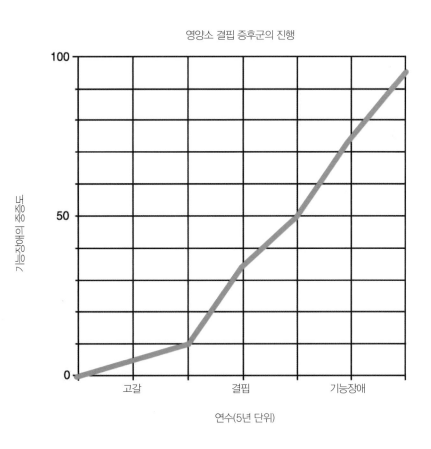

영양소 결핍 증후군의 진행

영양소 결핍 증후군은 가속적인 과정이다. 당신이 특정 영양소의 결핍으로 인해 고갈 단계에 들어가면 그러한 고갈 상태는 흔히 다음 단계의 시작에 기여한다. 인체는 전인적 시스템(holistic system)이다. 인체에서 영양을 고갈시키는 것은 군대에 비유하자면 적을 공격하기 위해 좌측 진영을 빼낼 경우에 어쩔 수 없이 우측 진영을 동원해 전선에 생긴 구멍을 메우는 것과 같다. 우측 진영이 너무 얇게 펼쳐지면 적은 틈새를 통해 몰래 침입할 수 있다. 동일하게 인체에서도 하나의 핵심 영양소가 고갈될 경우에 기타 시스템들이 균형을 잃게 된다. 이 경우에 기타 영양소들에 대한 요구가 증가하고, 이에 따라 그러한 영양소의 양도 고갈되며, 이러한 과정은 심화된다. 그 결과 결핍의 악순환(도미노 효과)이 일어나 세포 수준에서 손상이 증가한다. 시간이 충분히 흐른 후 당신은 새로운 질환이라고 생각하는 것의 증상을 느끼게 되나, 실제로는 당신이 심혈관 기능장애나 혈당 조절 기능장애의 증상을 보일 때쯤이면 기능장애의 발생이 수십 년 동안 진행되어 온 것이다.

회복 가능하고, 되돌릴 수 있으며, 예방 가능하다

당신이 우울증 증상을 겪고 있다면 당신의 고통은 항우울제 푸로작의 결핍에 의해 초래되는 것이 아니다. 당신은 특정한 영양소의 결핍으로 인해 몸이 생성할 수 없는 중요 신경화학물질이 결여되어 있기 때문에 고통을 겪는 것이며, 이러한 결핍으로 인해 당신의 뇌는 최적으로 기능하지 못한다. 이 때문에 약물보다는 영양이 정신 기능장애(이 경우)를 되돌리고 예방하는 비결이다. 약물은 당신의 몸이 필요로 하는 필수 비타민, 지방산 또는 항산화물질을 제공할 수 없다. 약물은 단지 이와 같은 영양소의 결핍으로 인해 나타나는 증상을 가릴 수 있을 뿐이다.

영양소 고갈 증후군의 본질은 최적의 건강을 회복시켜 유지하고 늙을 때까지 심각한 건강 질환을 예방하기 위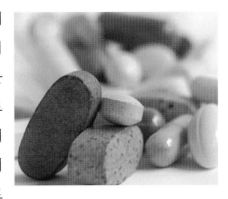
한 희망이 있다는 것을 의미한다. 오키
나와 사람들의 경우처럼 당신의 몸을
70대, 80대와 그 이상까지 최고조로
유지하려면 몸을 균형 상태로 되돌려
야 한다. 당신은 현재 몸에서 결핍되어
있는 필수 영양소를 다시 공급함으로
써 영양소 결핍 증후군의 과정을 어느 시점에서라도 중단시킬 수 있다. 물
론 이러한 조치가 늦어질수록 기능장애는 커지며 손상을 복구하고 영양 불
균형을 회복시켜 몸을 최적의 기능으로 되돌리는 데 소요되는 시간이 길어
진다. 하지만 제때 필요한 영양 처방을 함으로써(아울러 운동과 스트레스
관리 같은 기타 중요한 요소를 적절히 추가함으로써) 당신은 좋은 건강 상
태로 되돌아갈 수 있고 또 그럴 것이다.

　물론 최선의 행동은 평생 적절한 영양을 제공하는 식사를 함으로써 기능
장애를 아예 예방하는 것이다. 『파워 뉴트리언트 10』의 관점에서 이는 영양
보충을 식사의 일부로 포함시키는 것을 의미한다. 이상적인 상태라면 세포
는 당신의 생물학적 기계(몸)를 계속 최적 수준으로 가동시키는 일체의 필
수 영양소를 공급받는다. 그러나 우리는 더 이상 이상적인 상태를 가져다주
는 삶을 살지 못한다. 대신 우리의 삶은 만성 스트레스, 환경오염과 나쁜 식
습관 같은 요인들로 복잡하다. 우리의 세포는 이제 손상이 생기지 않도록
경계하기 위해 필수 영양소를 추가로 요구한다. 왜냐하면 손상으로 인해 정
상적이고 건강한 기능을 유지하는 작업을 하는 데 가용한 영양소가 더 적어
졌기 때문이다. 어느 생태계에서도 일어나듯이 가용한 자원이 너무 빈약하
게 퍼져 있으면 균형이 상실되고 기능이 저하되기 시작한다.

　우리는 이제 더 많은 종류의 영양소(코엔자임 Q10에서 어유 및 항산화제
에 이르기까지)를 필요로 하는데, 이 모든 것을 단순히 우리가 먹는 식품에

서 충분한 양으로 섭취하는 것은 거의 불가능하다. 식품 자체만으로는 우리가 건강한 영양 균형을 유지하기 위해 필요로 하는 모든 것을 공급할 수 없다. 그러나 영양을 보충하는 요법을 이용하면 몸의 생태계가 최적의 에너지, 체력, 원기, 정신 명료도 및 면역계 기능을 회복시키고 유지하기 위해 필요로 하는 것을 제공할 수 있다. 영양 보충은 치명적인 기능장애가 애초부터 발생하는 것을 막는 비결이다. 계획적인 영양 보충은 좋은 투자이고 당신의 생물학적 '은행계좌'에 영양소를 잘 구비하는 방법이다.

바이오데트와 바이오웰스

이 때문에 우리는 질환과 건강이란 낡은 용어에 대한 대체어로 바이오데트와 바이오웰스라는 용어를 고안했다. 질환은 고갈로 시작되는 과정이며, 신체는 들어오는 예금이 충분하지 않은 영양 은행계좌에서 인출을 반복한다. 결국 이 계좌는 과다 인출되고 그 대가는 흉통, 관절통, 에너지 상실 등 증상 형태로 온다.

균형 잡힌 식사와 보충을 통해 적절히 영양을 공급하면 바이오웰스를 제공해 당신의 세포 은행계좌가 절대로 과다 인출되지 않는다. 그러면 현대 생활의 스트레스, 노화로 인한 변화와 일상 기능의 요구에 대처하기 위해 가용한 영양소가 풍부해진다. 이러한 영양소를 몸에 공급하면 고갈은 결코 일어나지 않고 절대로 결핍과 기능장애로 진행하지 않는다. 바이오웰스는 평생에 걸쳐 활력과 건강을 제공한다. 적절한 영양은 당신의 주식에 대한 재생 가능한(건강을 되돌리는) 투자로 배당금을 넘치는 활기, 삶을 즐길 수 있는 기회, 탄탄한 재정과 불안으로부터 자유란 형태로 돌려준다.

질환 암호의 해독

두 가지 가능한 미래가 당신과 우리 사회 앞에 놓여 있다. 우리는 건강에 대한 기존의 운명론적 접근법을 고수해 질환을 바꿀 수 없고 불가피한 어떤 것으로 볼 수 있는데, 이는 현재 개인적으로나 사회적으로 모두 우리를 파산시키고 있는 접근법이다. 아니면 우리는 영양소 결핍 증후군의 전인의학(holism)을 받아들여 질환을 보는 방식을 전환함으로써 바이오데트와 바이오헬스의 개념을 향해 나아가고 우리의 미래 활력과 재정적 건강에 대해 책임을 질 수 있다. 이와 같은 2가지 시나리오가 전형적인 미국인 2명에게 어떻게 펼쳐질지 보자.

환자 A

44세	중간 정도 과체중	주로 앉아서 생활	나쁜 식습관

환자 A는 다음과 같은 가정에 기초해 자신의 건강에 대해 수동적 접근법을 택하기로 한다.
　　1. 질환은 불가피하다.
　　2. 건강을 유지하는 것은 운에 달려 있다.
　　3. 병이 나면 자신을 고쳐주는 것은 의사의 몫이다.

이 시점의 인생에서 이 환자는 영양 고갈 증후군에 상당히 들어간 상태이지만, 아직 젊어 오랜 영양 결핍이 증상으로는 나타나지 않았다. 그러나 향후 10년에 걸쳐 그는 기능장애의 징후를 느끼기 시작하며, 그와 그의 의사는 이를 "노화의 일부일 뿐"이라고 일축한다. 즉 무릎 관절염, 전당뇨병, 비만과 간헐적 심장 부정맥을 두고 말이다.

60세가 되자 그는 3만 달러의 비용으로 양쪽 무릎 관절치환술을 받았다. 그는 매일 7가지 처방약을 복용하고 더 이상 젊은 시절에 즐겼던 많은 활동에 참여할 수 없다. 그는 질병과 입원으로 인해 병가를 받는 날이 점점 더 늘어, 수입이 감소하고 건강보험료가 증가한다. 또한 의료비가 증가해 은퇴를 위해 저축할 여력이 줄었으며, 끊임없는 건강 질환에 대한 우려로 인한 스트레스는 아내의 건강에 부정적인 영향을 미쳤다.

가능한 결과:

- 건강 악화의 지속
- 재정적 영향: 급료 손실, 의료비, 보험료와 처방약으로 인한 30만 달러 손실
- 말년을 병약한 상태로 보낼 가능성
- 조기 사망

환자 B

42세	중간 정도 과체중	주로 앉아서 생활	보통의 식습관

환자 B는 다음과 같은 과학적으로 입증된 가정에 기초해 이 시점부터 『파워 뉴트리언트 10』의 접근법을 택하기로 한다.

1. 질환은 되돌릴 수 있고 예방 가능하다.
2. 보충은 영양 균형과 바이오웰스의 비결이다.
3. 자신의 건강은 자신이 책임져야 한다.

그녀는 영양 고갈 증후군에 상당히 들어간 상태이나, 자신의 영양 은행계좌에 새로 '저축'을 하기 시작하면서 점진적으로 최적의 기능을 회복하기 시작한다. 47세가 되었는데도 신체검진 상 그녀의 동맥은 건강한 30세 사람들만큼 깨끗하고, 20살 젊은 사람이나 보유할 법한 에너지와 활력을 보이며, 또 체중과 체력을 건강한 수준으로 유지한다.

60세가 되자 그녀는 순조롭게 폐경에 들어갔고 전형적인 노화 질환의 징후는 보이지 않는다. 이 때문에 그녀는 처방약이나 추가로 의사 또는 병원 방문에 한 푼도 들지 않아 건강에 좋은 유기농 식품과 고급 보조제의 구매에 돈을 더 쓸 수 있다. 그녀는 적어도 70세까지 일해 퇴직기금을 늘리고자 한다. 그녀는 남편과 함께 여행할 수 있고 자신보다 20년이나 젊은 사람들만큼이나 활동적이다.

가능한 결과:

- 80대와 그 이상까지 바이오웰스와 활력의 지속
- 재정적 영향: 의료비가 낮고 계속 일할 능력이 있어 15만 달러 이익
- 활동적이고 활력적인 생활을 맘껏 누림
- 기대수명이 평균보다 훨씬 높음

이러한 가상적인 예는 현실과 동떨어진 것이 아니다. 이제 우리는 질환의 암호를 해독하였고 그것이 정말로 무엇인지를 확인하였으므로, 누구라도 자신의 유일한 대안은 수동적으로 가만히 앉아서 구경만 하다 치명적인 질병이 닥치기를 기다리는 것이라고 생각할 이유가 없다.

아울러 일원화된(single-payer) 국민건강보험이 서서히 그러나 확실히 전 국민에게 건강보험을 제공하기 위한 제도로 실체를 드러냄에 따라, 그리고 수많은 사람이 경기 침체로 고통을 받고 있음에도 전통적인 '질환관리'의 비용은 매년 상승함에 따라, 우리의 접근법은 또한 자금 압박으로부터 보다 자유로워질 수 있는 기회를 제시한다. 우리는 평생에 걸쳐 건강을 유지하는 것이 당신의 지갑에 영향을 미칠 수 있다는 점과 관련해 일부 가장 직접적

이고 명백한 방식을 논의하였으나, 기타 덜 명백하지만 못지않게 영향을 미치는 방식이 많다. 여기에는 다음과 같은 것이 있다.

- 심각한 건강 질환의 스트레스에서 오는 정서적, 정신적 압박이 적어 상담, 항불안제 등에 드는 비용을 줄이거나 없앨 수 있다.
- 물리치료와 가정간호처럼 질병에서 회복하는 데 필요한 서비스에 드는 비용을 줄이거나 없앨 수 있다.
- 생명보험료의 절감액이 증가한다.
- 말년에 연 7만 달러나 들 수 있는 값비싼 장기요양 서비스를 이용할 가능성이 적다. 에너지와 정신 집중이 증가해 업무성과가 향상되고 수입이 올라간다.
- 활력이 넘치고 보다 길게 일할 수 있어 은퇴를 위해 더 많은 돈을 저축하게 되므로 은퇴 후 보다 안정적인 삶을 누릴 수 있다.

이상은 건강이 재산에 영향을 미치는 기타 방식들 가운데 일례에 불과하다. 이 둘은 밀접하게 연관되어 있으며, 한쪽의 결핍은 불가피하게 다른 쪽의 결핍을 초래한다. 우리의 재정적 건강과 육체적 건강은 동일한 전인적 시스템의 두 부분이며, 어느 쪽이든 결핍을 바로잡으면 현재의 재산과 미래의 건강 및 번영을 성취할 가능성이 모두 향상된다.

미래

질환을 다시 정의한다는 것은 개개인이 심각한 육체적 기능장애를 일으킬 가능성이 있는지와 세월이 흐름에 따라 얼마나 오래 활력과 건강을 유지하게 될 것인지에 대해 모두 궁극적인 통제력을 가지고 있다는 점을 이해하고 받아들인다는 의미이다. 앞의 예에서 환자 B를 선택하지 않을 사람이 있겠는가?

핵심은 '선택'이란 단어이다. 영양소 결핍 증후군과 질환의 진정한 본질에 대한 이해는 다음과 같은 부정할 수 없는 진실에 주목하게 한다.

> 당신의 의사나 대형 제약사 혹은 정부가 아니라 바로 당신이 선택 여하에 따라 얼마나 오래 또 얼마나 건강하게 살 것인지를 결정하는 최종 결정권자이다.

당신은 이러한 책임을 엄청난 부담으로 여기거나, 아니면 자신의 건강과 활력에 대한 통제력을 되찾아 균형 잡힌 전인적 생활방식으로 되돌아갈 절호의 기회로 볼 수 있다. 당신의 몸은 건강하고 전인적이며 활력적으로 기능하도록 고안되었다는 점을 기억하라. 건강은 당신의 타고난 권리이다. 질환은 정말로 무엇이고 어떻게 오는지를 안다면 당신은 그것을 당신의 삶에서 제거하는 방향으로 중요한 발걸음을 내딛은 것이다.

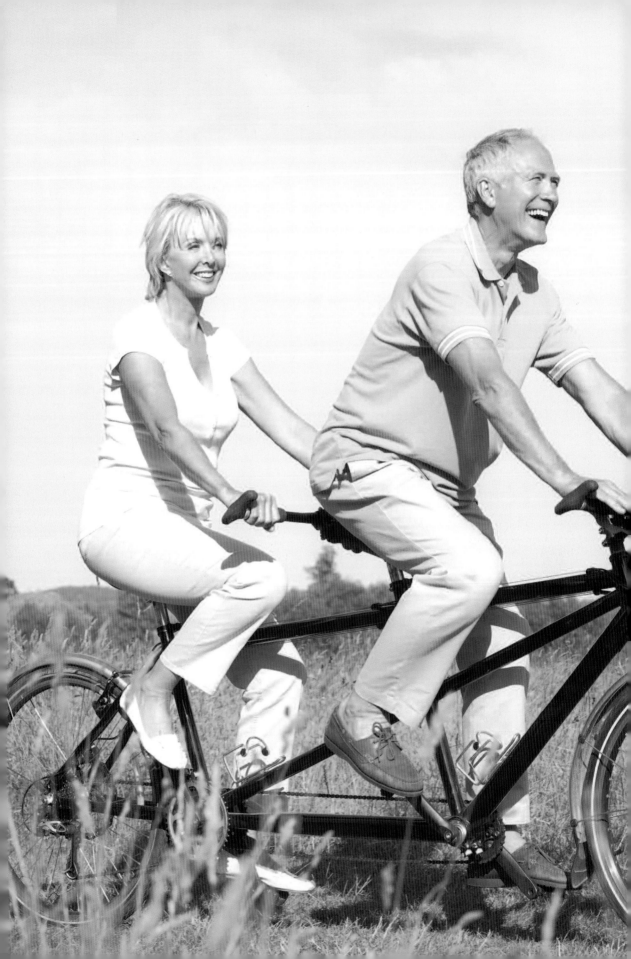

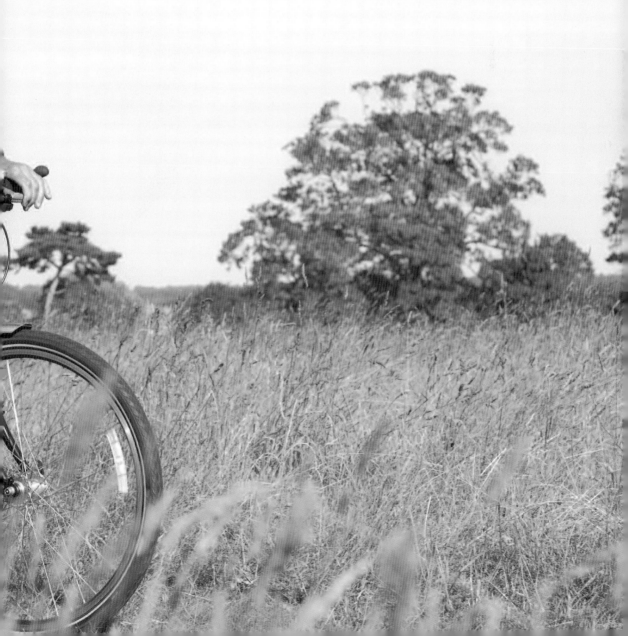

제 2 부

건강의 새로운 용어

THE NEW LANGUAGE OF WELLNESS

제 3 장

증상과 증후군(Symptoms and Syndromes)

질환과 건강에 대한 새로운 이해를 적용해 우리의 건강을 최적화하려 할 경우에 전문 어휘를 명확히 해두어야 새로운 개념을 논의할 수 있다. 흔한 질환들 간의 놀라운 연관성에 대해 설명하기 전에 몇 페이지에 걸쳐 증상과 증후군의 본질에 대한 일부 중요한 사실을 설명해보자.

먼저 증상과 질환에 관한 몇 가지 기본적인 사실은 다음과 같다.

1. **질환은 일단의 증상으로, 합쳐서 전통의학은 '진단'으로 분류한다.** 전통 의학에서 진단은 질환 과정 자체와의 관련만큼이나 관료의 보험 상환 코드 분류와 관련이 있다. 거기서는 증상의 재발을 예방하는 것이 초점이 된다. 이러한 접근법에서는 당연히 진료자의 관심이 증상의 근본적, 전신적 원인을 식별해 치료하는 것보다는 증상을 해소하는 데 더 초점을 둔다. 모든 증상에는 그것을 촉발시키는 근원이 있다. 의사가 그저 증상만을 완화하려 하면(예를 들어, 무릎 통증에 항염제를 처방해) 나무의 뿌리가 썩어 죽어가는 데도 가지만을 치는 정원사나 다름없다.

2. **증상은 몸이 그 기능에 문제가 있음을 우리에게 말해주는 신호로, 우리**

가 귀를 기울이면 알 수 있다. 증상의 가치는 정보를 전달하는 능력에 있다. 심한 관절통은 골관절염과 동일하지 않다. 그것은 오히려 관절염의 근본 원인인 결합조직 기능장애의 전조이고, 이러한 기능장애는 다시 영양소 고갈, 손상, 비만 혹은 이들의 일부 조합에 의해 초래될 수 있다.

증상은 바이오데트와 관련이 있는 실제 원인 또는 기능장애로부터 한두 단계 떨어져 있다. 층이라고 생각한다면 증상은 표층이다. 그것은 빙산의 일각이다. 원인인 기능장애는 수면 아래로 우리 몸의 본질적인 메커니즘 내에 깊숙이 놓여 있다. 우리가 증상을 경험할 때 해야 하는 질문은 "어떤 기저 기능장애가 이를 유발하고 어떻게 그것을 바로잡을 수 있는가?"라는 것이다.

3. 각 환자의 병력과 생화학적 특성이 중요한데도 대개 무시된다. 어느 두 사람도 동일한 증상을 보일지라도 정확히 동일하지 않다. 당신의 식사, 운동, 행동 및 유전 내력은 기타 어느 누구와도 같지 않다. 이는 당신과 의사가 협력해 일련의 증상으로 나타나고 있는 기능장애를 해결하는 치료요법을 개발할 때 고려해야 하는 요인이다. '표준화된(off-the-rack)' 치료는 기본적인 증상을 가라앉힐 수 있을지 모르나, 개인이 무엇을 먹는지, 어떻게 스트레스를 관리하는지, 그리고 그의 업무 환경과 생화학적 특성을 고려하지 않고서는 핵심 기능장애를 적절히 치료하는 것이 불가능하지는 않을지라도 어렵다.

4. 전통적인 의사는 증상을 확인하도록 훈련을 받으며, 환자로서 우리도 똑같이 하는 경향이 있다. 의사가 당신에게 혈압이 높다고 말한다. 당신은 아내에게 "나, 고혈압이야"라고 한다. 의사를 포함해 아무도 고혈압의 실제 원인이 '비만과 친염성(pro-inflammatory) 식사로 인한 내피 기능장애'임에도 당신에게 그렇게 말해주지 않는다. 내피 기능장애가 근본 질환이며, 고

혈압은 단순히 그로 인해 드러나는 증상이다.

기능의학의 이점

전통의학은 주로 기능장애가 표면화되어 통증, 병변 혹은 장기부전과 같이 보이거나 만져지는 증상이 되었을 때 중재에 나선다. 우리는 이를 '질환'이라 한다. 그러나 증상을 가라앉히는 치료는 질환을 억제하는 것에 불과하다. 근본적인 기능장애를 완화하려면 식별과 시간을 더 요하지만, 이렇게 밑바닥부터 올라가는 접근법이 몸에서 증상을 제거할 가능성이 있다.

이와 같은 두 가지 접근법이 차이를 보이는 또 하나의 중요한 방법은 질환을 치료하기 위해 활용하는 메커니즘이다. 전통의학은 보통 외부에서 신체를 다뤄 질환을 치료한다. 치료는 수술, 특정한 생화학 반응을 억제하거나 활성화하는 약물, 또는 화학요법제와 같은 독성 약물로 이루어진다. 급성 환자들에서 이러한 방법은 생명을 구할지도 모르지만, 이는 부분적으로 전통적 접근법이 "고장 날 때까지 기다리고 그런 다음 고치자"란 주의이기 때문이다.

반면 기능의학(functional medicine)은 인체의 자연적인 기능을 강화하고 최적화하여 기능장애를 바로잡는다. 앞서 예로 든 고혈압을 다시 보자. 만일 당신이 의사의 진료를 받아 혈압 수치가 160/100으로 나왔다면, 의사는 내피에서의 기능장애인 핵심 문제를 바로잡지는 않은 채 수축기/확장기 증상을 치료하는 하나 또는 그 이상의 약물을 처방해줄 것이다. 그러나 기능의학 전문가는 기능장애를 바로잡도록 고안된 접근법, 즉 운동, 자연 식품과 신선한 식물성 식품이 풍부한 식사, 그리고 아미노산인 L-아르기닌(L-arginine)의 섭취를 포함하는 맞춤식 보충요법을 추천할 것이다.

기능의학적 접근법에는 여러 가지 이점이 있다. 첫째, 원치 않는 부작용

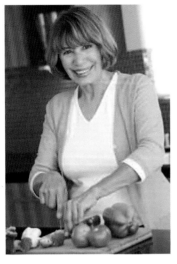

을 유발하는 변화를 인체에 강제하기보다는 인체와 협력해 조화를 회복시키고 인체의 자연 치유 능력을 활용한다.

둘째, 전통의학은 환자에게 단순하게 시술된다. 심장질환이나 고혈압을 초래할 수 있는 기저의 행동과 선택은 흔히 다루어지지 않는다. 그러나 의사가 환자에게 건강한 기능을 회복시키는 새로운 습관을 택하라고 요청하면 환자는 건강에 나쁜 행동을 영원히 변경시킬 기회를 가져 기능장애와 증상이 재발할 위험을 줄일 수 있다.

셋째, 전통의학은 환자 각각의 특성에 거의 주의를 기울이지 않는다. 반면 기능의학에서는 각각의 치료요법이 개개인에 맞추어 제공된다.

마지막으로, 기능적 접근법은 예방적이고 훨씬 더 비용효과적이다. 환자와 협력해 인생 초기에 영양 상태를 최적화함으로써 기능의학 전문가는 환자가 기능장애를 피하고 장기적인 건강을 유지하도록 도울 수 있다.

영양 상태를 최적화하면 기능장애가 발생한 후 기능과 건강 균형이 회복될 수 있으나, 신체가 정상의 생화학 및 생리적 과정을 다시 확립하는 데는 시간이 걸린다. 영양 보충과 생활습관 개선을 통해 최적의 기능을 회복시키는 데 필요한 시간의 길이는 예측하기 힘들고 많은 경우에 기능장애의 지속 기간과 관련이 있다. 다시 말해 치유하는 것보다는 예방하는 것이 더 낫다. 『파워 뉴트리언트 10』의 접근법은 예방에 탁월하다.

증후군이란?

증상이 충분히 쌓이면 증후군(syndrome)이 된다. 증후군은 일단의 생화학 및 생리적 기능장애이며 이러한 기능장애들은 하나 또는 그 이상의 신체 시스템(심장과 혈관으로 이루어진 심혈관계처럼)에 영향을 미치고 모두 영양 결핍과 나쁜 생활습관에서 기원한다. 모든 증후군은 3D 효과의 진행에 의해 생긴다. 현대의학이 질환이라고 하는 것은 사실 우리가 영양소 결핍 증후군이라고 부르는 만성적, 장기적 영양 결핍에 의해 초래되는 기능장애이다.

3D 효과가 증후군이 되는 과정
고갈 ⇨ 결핍 ⇨ 기능장애
기능장애 = 증상(들)
다수의 동시에 존재하고 서로 관련된 증상들 = 증후군

증후군은 한 환자에서 동일한 결핍 또는 생활습관 선택의 결과로 동시에 나타나는 다수의 기능장애이다. 가장 잘 알려진 예가 대사증후군(metabolic syndrome)이다. 이는 허리 비만, 고혈압, 고콜레스테롤 등의 증상을 나타내는 기능장애의 집합으로, 이러한 기능장애들은 심혈관 질환의 위험을 높이는 소인이 되기도 한다. 당신이 이해해야 하는 중요한 사실은 이와 같은 증상이 질환 자체가 아니라는 것이다. 그것은 그저 기저의 기능장애가 표면화되어 보고 식별할 수 있게 된 증상일 뿐이다.

· 고혈압은 많은 기능장애 가능성을 시사할 수 있는 '증상'이다. 하나의 기능장애는 혈관의 내막을 이루는 얇은 세포층인 내피 수준에서 발견된다. 이 기능장애에서는 내피세포가 금방 분해되는 기체로 혈관 이완을 촉진하는 일산화질소(nitric oxide)를 충분히 생성하지 못한다. 만성 탈수는 혈압 상승 소견을 보이는 또 하나의 흔한 기능장애이다.

- 몸 중심부, 주로 복부에 지방(지방조직)이 축적되는 중심성 비만 (truncal obesity)은 '증상'이다. 이는 호르몬 불균형, 대사 장애, 인슐 린 저항성 등의 기능장애가 병발해 유발된다.
- 콜레스테롤 상승은 간이 지방 및 중성지방을 처리하는 능력의 기능장 애로 나타나는 '증상'이다.

공통의 기반

당신이 증후군에 대해 이해해야 하는 또 하나의 중요한 요인은 그것이 혼 합되어 있고 진행적이라는 것이다. 각각의 증후군은 병발하는 경향이 있는 다수의 개별 기능장애로 이루어져 있다. 이러한 기능장애들은 모두 영양적 인 근본 원인이 동일하고 '서로 상승작용을 일으키는데,' 이는 하나의 기능 장애가 악화되면 기타 기능장애도 악화시킨다는 의미이다.

- 비만인 사람은 흔히 2형 당뇨병을 일으킨다.
- 2형 당뇨병 환자의 대다수는 비만이다.
- 2형 당뇨병 환자는 흔히 심부전을 초래하는 심혈관 기능장애를 일으 킨다.

기능장애를 유발하는 영양소 결핍들은 상호작용을 하기 때문에 증후군은 영양소 결핍 증후군에 뿌리를 두는 비슷한 원인을 가지는 경향이 있다. 비 만인 사람은 2형 당뇨병 환자 및 심혈관 기능장애를 지닌 사람과 동일한 결 핍을 보인다. 골다공증을 앓는 환자는 흔히 골관절염 환자와 동일한 중요 영양소의 결핍을 보인다.

이러한 상호작용성에는 이점도 있다. 증후군의 여러 측면은 동일한 일단의 영양소가 결핍되어 유래할 수 있기 때문에, 그러한 영양소를 최적 수준으로 회복시키면 한 가지 기능장애의 기능을 회복시킬 뿐만 아니라 증후군 내에서 기타 증상을 완화하거나 제거할 수도 있다. 이것이 전인의학(holistic medicine)의 본질이다. 즉 전인의학은 영양학적, 생화학적, 운동적, 심리적, 정서적, 그리고 행동적 시각을 통합해 사람을 통합된 시스템으로 치료한다.

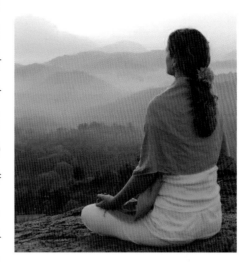

세 가지 증후군

우리는 영양소 결핍 증후군(NDS)이 흔히 질환이라고 불리는 것의 근본 원인이라는 점을 안다. 이제 우리는 이러한 신선한 시각에서 가장 흔하고 위험한 증후군 3가지를 살펴보겠다. 『파워 뉴트리언트 10』의 영양 결핍 모델에 입각하면 우리의 질환 분류에 2가지 주요 변화가 일어난다.

1. 고혈압, 관절통 등은 흔히 치료해야 하는 질환으로 여겨졌으나, 이들은 그저 일차적 기능장애를 나타내는 증상으로 강등된다.
2. 일련의 증상은 전통의학에서 흔히 질환으로 분류되지만, 이들은 대신 기능장애로 분류되고 이러한 기능장애는 더 큰 증후군을 구성하는 한 측면이다.

증후군은 3층의 피라미드라고 생각할 수 있다.

증후군
흔한 영양적 원인들을
공유하는 다수의 건강
기능장애로 구성된다.

기능장애들
이들을 흔히 별개의 '질환들'로 보지만
이러한 질환들은 보다 깊은 수준의
기능장애를 나타내고 많은 흔한 원인 인자를 공유한다.

증상들
장기적인 영양 결핍으로 인해 나타나는
흉통, 허약 또는 우울과 같은 것이며 함께 진단될 경우에
전통의학에서는 '질환'으로 분류한다.

영양소 결핍 증후군과 건강에 나쁜 생활습관 선택은 고혈압이나 두통 같은 증상에서 비만이나 우울증 같은 복잡한 질환에 이르기까지 피라미드의 각 층을 서로 연결한다. 우리가 상이한 질환들이라고 생각하였던 것은 실제로 세포 수준에서 신체에 영향을 미치는 하나의 전인적 기능장애의 요소들이다.

우리가 논의할 3가지 중요한 증후군(그리고 증후군을 구성하는 기능장애들)은 다음과 같다.

좌식생활-염증 증후군(Sedentary-Inflammatory Syndrome)
· 비만(대사 기능장애, Metabolic Dysfunction)
· 2형 당뇨병(혈당 조절 기능장애, Blood Sugar Regulatory Dysfunction)
· 심혈관 기능장애(내피 기능장애, Endothelial Dysfunction)

스트레스 불균형 증후군(Stress Imbalance Syndrome)

- 스트레스
- 불면증(수면 호르몬 기능장애, Sleep Hormone Dysfunction)
- 우울증(신경화학 기능장애, Neurochemical Dysfunction)

골 기능장애 증후군(Bone Dysfunction Syndrome)

- 골다공증(골 무기질침착 기능장애, Bone Mineralization Dysfunction)
- 골관절염(결합조직 기능장애, Connective Tissue Dysfunction)

향후 장들에서 우리는 명확한 이해를 돕기 위해 주로 이러한 기능부전 질환들을 당신에게 익숙한 명칭으로 언급할 것이다. 그러나 만일 당신이 모든 증상의 밑바탕에는 생화학적 균형을 잃은 몸의 시스템이 깔려 있다는 전인적 접근법을 명심한다면, 각 증후군이 그 자체로 끝이 아니라 대신 몸이 그 기능장애에 관심을 끌려고 시도하는 필사적인 노력이고, 그래서 영양과 생활습관 변경을 통해 치유가 일어나고 균형이 회복될 수 있다는 점을 알게 될 것이다.

제 4 장

좌식생활-염증 증후군
(Sedentary-Inflammatory Syndrome)

: 비만 + 2형 당뇨병 + 심혈관 질환

"흡연을 제외하면, 비만은 이제 미국에서 예방 가능한 사망 원인 1위인 질환이다. 30만 명이 매년 비만으로 사망한다."

- 에버렛 쿱(C. Everett Koop) 박사, 전 미국 공중보건국장

비만, 2형 당뇨병과 심혈관 기능장애는 흔한 일련의 증상(체지방 과다, 혈당과 인슐린 상승, 인슐린 저항성, 콜레스테롤과 중성지방 상승, 내피 기능장애, 일산화질소 결핍 등)과 영양소 결핍(코엔자임 Q10, L-아르기닌, 크롬, 비타민 D, 항산화물질과 오메가-3 지방산)을 공유한다. 우리는 이를 쉽게 '선진국 생활습관 증후군(Industrialized Lifestyle Syndrome)'이라 부를 수 있다. 왜냐하면 이는 전형적인 서구식 생활습관의 선택, 즉 운동을 충분히 하지 않고, 고지방의 가공 패스트푸드를 먹고, 붉은 고기와 포화지방을 너무 많이 섭취하고, 신선한 과일, 채소, 견과와 씨를 너무 적게 먹고, 또 흡연을 함으로써 초래되기 때문이다.

좌식생활-염증 증후군이 특히 위험한 것은 하나의 기능장애가 예측 가능할 정도로 또 다른 기능장애를 부른다는 점이다. 2002년 국제비만태스크포스의 연구 결과에 따르면, 2형 당뇨병 환자들의 58%는 체질량지수가 높은

것이 원인일 수 있다. 당뇨병은 다시 심혈관 기능장애와 심부전의 위험을 증가시키는데, 주로 고콜레스테롤과 조절되지 않는 혈당이 함께 심한 혈관 염증을 일으키고 이는 다시 혈전, 동맥 폐쇄와 심장발작 위험을 높이기 때문이다. 따라서 우리는 좌식생활-염증 증후군에 이르게 된다.

좌식생활-염증 증후군에서 각각의 기능장애는 최후의 가장 심한 기능장애(이 경우에 심장발작, 뇌졸중 혹은 심부전을 초래하는 심장질환)로 가는 과정에서 하나의 '단계'로 생각할 수 있다. 당신이 비만을 야기하는 영양 고갈을 경험하기 시작하였을 경우에 그 진행을 정지시키지 않는 한 2형 당뇨병의 증상이기도 한 고콜레스테롤과 인슐린 저항성 같은 증상을 일으킬 것이다. 하나의 악화는 또 다른 악화로 이어진다고 할 수 있다.

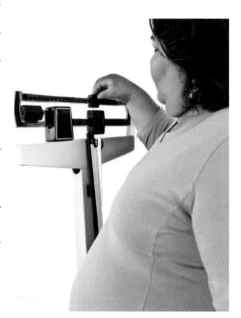

어떤 기능장애가 일어나나?

필수 파워 뉴트리언트 각각의 부족은 그 영양소에 고유한 일련의 세포 기능장애를 유발한다. 만일 우리가 영양 고갈에 대한 이러한 개별 반응들이 어떻게 우리가 질환이라고 하는 거시적 증상들을 초래하는지를 이해하려면, 어느 영양소의 결핍이 어떤 기능장애를 유발하는지를 아는 것이 중요하다. 좌식생활-염증 증후군에서 관찰되는 결핍으로 인해 어떤 구체적인 기능장애가 일어나는가?

크롬

설탕과 정제 녹말을 지속적으로 섭취하면 크롬이 고갈되고 인슐린 수치가 만성적으로 상승한다. 크롬 결핍은 세포의 인슐린 민감성과 혈당 대사를 저해한다.

오메가-3 지방산

식사로 포화지방을 과다 섭취하면서도 오메가-3 지방산(신선한 생선, 신선한 채소와 전곡[whole grain]에 함유)의 섭취가 부족하면 체내에 친염성 상태를 초래한다. 염증은 콜레스테롤의 산화를 촉진한다. 오메가-3 지방산의 결핍은 세포막의 기능을 저해하고 내피 기능장애를 야기한다.

코엔자임 Q10(CoQ10)

CoQ10의 만성적 고갈과 일부 사람에서 부정적인 약물 상호작용(스타틴[statin] 약물은 체내에서 CoQ10의 생성을 억제한다)은 심혈관계에서 심장세포의 에너지 생성 감소(미토콘드리아 기능장애)와 심부전, 일산화질소 생성 저하(증상: 고혈압), 그리고 산화(프리 라디칼 손상) 증가를 초래한다.

비타민 D

비타민 D가 충분하지 않으면 심혈관계에서 염증이 증가하고 혈당 대사의 장애와 연관이 있다. 비만은 비타민 D 결핍의 또 다른 원인으로, 연구자들에 따르면 식이 비타민 D 섭취와 태양 노출이 충분할 경우에도 비타민 D는 다량의 체지방에 저장되어 있을 때 소실되기 때문에 이용할 수 없다고 한다.

아미노산

L-아르기닌(L-arginine)의 양이 충분하지 않으면 일산화질소의 생성이 불충분하다. 일산화질소의 생성이 감소하면 혈압이 증가하고, 혈소판이 더 끈적거리며(혈액이 진해짐), 또 심혈관계에서 산화가 증가한다. L-시트룰린(L-citrulline)의 섭취를 최적화할 경우에 신체가 L-아르기닌을 재활용해 일산화질소를 더 많이 생성하도록 돕는다. L-카르니틴(L-carnitine)의 섭취가 충분하지 않을 경우에는 심근세포 등 세포에서 에너지 생성이 감소한다(미토콘드리아 기능장애).

항산화물질

항산화물질의 결핍은 심혈관계 전역에서 콜레스테롤, 세포와 DNA에 산화(프리 라디칼) 손상을 초래한다. 항산화물질은 일산화질소의 수명을 연장시켜 심혈관계 전역과 그 밖에서 일산화질소의 활동을 증진시킨다.

지지 영양소

녹차와 석류는 전신에 걸쳐, 특히 심혈관계 내에서 중요한 생화학 및 생리적 과정에 대해 표적 항산화 보호 작용을 한다.

보상적 고갈

좌식생활–염증 증후군은 아울러 또 다른 아주 중요한 개념인 '보상적 고갈(compensatory depletion)'의 온상이 된다. 임상적 관점에서, 비만인 사람은 특정 영양소가 결핍되는 경향이 있다. 이는 '일차적 결핍(primary deficiency)'을 초래한다. 그러나 비만을 유발하는 선택은 몸이 기능하기 위해 필요로 하는 필수 화학물질을 얻기 위해 흔히 기타 필수 영양소를 찾게 한다. 그러면 이는 기타 핵심 영양소의 보상적 또는 이차적 고갈을 유발하며, 시간이 흐르면 이들 영양소 자체가 결핍될 수 있다. 이러한 연쇄적 고갈은 비만이 2형 당뇨병으로, 그 다음엔 당뇨병이 심혈관 기능장애로 진행하는 과정의 배경이 되는 메커니즘이다. 이와 같은 결핍의 중증도를 감소시키는 데 도움이 될 수 있는 일단의 지지 영양소(supportive nutrient)가 있다. 보상적 고갈은 다음과 같이 나타낼 수 있다.

보상적 고갈

일차적 결핍	이차적 고갈	지지 영양소
피콜린산 크롬 오메가–3 지방산 CoQ10 비타민 D	아미노산 항산화물질 알파 리포산	녹차

일차적 결핍 칸에서 결핍되는 영양소가 많을수록 이차적 영양소가 너무 고갈되어 일차적 결핍 쪽으로 넘어가기가 쉬워진다. 보상적 고갈은 더 많은 빚을 낳는 악성 부채와 같다. 일단의 핵심 영양소에서 하나의 부족은 또 다른 부족을 낳는다. 이는 결핍을 초래하고 이러한 결핍은 새로운 기능장애를 야기한다. 이는 다시 추가로 영양 고갈, 결핍과 기능장애를 낳으며, 이러한

악순환은 내리막길을 굴러가는 둥근 돌과 같이 속도가 붙어 심부전, 장애와 조기 사망을 향해 내달릴 때까지 계속된다.

이 장의 나머지 부분과 증후군에 관한 다음 두 장에서 우리는 보상적 고갈의 영향을 더 살펴볼 것이다. 치료적으로와 지속적으로 영양을 적절히 공급하면 그러한 돌이 구르기 시작하는 것을 막을 수 있다. 먼저 좌식생활-염증 증후군의 3단계와 각 단계가 어떻게 다음 단계로 반영되는지를 검토해보자.

단계 1: 비만(대사 기능장애)

비만은 체질량지수(body mass index, 체중과 키의 비율) 30 이상으로 정의된다. 오랫동안 심장질환은 심하게 과체중인 신체가 심장에 가하는 압박의 결과로 생긴다고 믿었으나, 이는 너무 단순하다. 다음으로, 심장병 전문의들은 흔히 비만의 결과인 2형 당뇨병과 고혈압은 과체중이 심장을 손상시키는 메커니즘이라고 추정했다. 하지만 이제 비만인 상태는 그 자체로 심혈관 기능장애와 심부전을 초래할 수 있다는 사실이 밝혀지고 있다.

2002년 〈뉴잉글랜드의학저널(NEJM)〉에 발표된 연구는 과체중이 당뇨병이나 고혈압을 위험인자로 고려하지 않고서도 심부전 위험을 증가시켰다고 했다. 비만은 심장의 좌심실 벽에 비후(좌심실 비대증이란 질환)를 유발할 수 있고 이러한 비후는 심부전을 초래할 수 있다. 또한 복부 지방의 과다는 간에게 '나쁜' 콜레스테롤을 높은 수치로 생성하라고 신호하며 이렇게 되면 혈관이 폐쇄되고 심장발작을 유발하는 혈전이 형성될 수 있다고 알려져 있다.

아울러 호주에서 심장질환, 고혈압, 당뇨병 또는 울혈성 심부전이 없지만 체중이 다양한 남녀 142명을 대상으로 실시한 연구가 2004년에 발표됐다.

연구자들은 심하게 비만인 사람들의 심장은 심박 사이 시간에 혈액을 뿜어내고 다시 채우는 능력이 현저히 떨어져 있다는 사실을 발견했다. 또한 연구자들은 경증 비만인 사람들에서 작지만 여전히 유의한 기능장애를 관찰했다. 가능한 원인은 대사 변화에 의해 유발된 염증이다.

비만은 심장 조직과 혈관벽에 지속적인 염증을 유발하고 심부전 위험을 높인다. 죽상경화증(혈관의 경화)의 다민족 연구에서 나온 일부 결과를 보면 비만인 사람들은 인터루킨-6, C-반응성 단백과 피브리노겐 같은 면역계 단백질이 높은 수치를 보일 가능성이 많은 것으로 나타났다. 정상 수치라면 이들 단백질은 염증을 유발해 상처 치유를 돕는 면역계의 유익한 측면이다. 그러나 만성적으로 수치가 높으면 심혈관계에 심각한 손상을 일으킬 수 있다. 사실 인터루킨-6 수치만 2배로 증가해도 심부전 위험이 84%나 높았다.

> 그리스에서 건강한 성인들을 대상으로 한 연구에 따르면, 영양소 콜린(choline; 쇠고기, 감자, 전유[whole milk], 생선, 콩류[legume], 브로콜리, 계란과 가금류에 함유)과 베타인(betaine; 시금치, 파스타, 통밀빵과 해산물에 함유)을 더 많이 섭취한 성인들에서 인터루킨-6의 수치가 더 낮았다. 또한 혈압 저하가 이러한 염증 표지자를 감소시킨 것으로 보인다.

"비만이 심장에 미치는 생물학적 영향은 심각하다"라고 존스홉킨스 의대 내과 및 영상의학과의 휴와우 리마(Joao Lima) 교수는 말했다. 그는 "비만인 사람은 그 외로는 건강하다고 느낄지라도, 잘 알려진 당뇨병과 고혈압에 대한 영향 외에 심장 손상을 나타내는 측정 가능한 조기 화학적 징후가 있다"라고 덧붙였다.

설명을 마무리하기 위해 미국인 5,000만 명 정도가 시달리는 대사증후군을 추가해보자. 앞서 말하였듯이 대사증후군은 흔히 환자가 낮은 '좋은' 콜레스테롤, 높은 '나쁜' 콜레스테롤, 높은 중성지방, 고혈압과 인슐린 저항성을 보일 때 진단된다. 비만은 이 모든 것을 촉발할 수 있다. 대사증후군은 심장과 혈관을 수많은 방향에서 공격할 수 있기 때문에 심혈관 기능장애 위험을 예고하는 최악의 상황이다. 즉 동맥벽을 점착성 죽상반(sticky plaque)으로 덮고, 혈관을 손상시키는 염증을 증가시키고, 혈압을 올려 심혈관계를 손상시키고, 또 심장벽에 이상을 초래한다.

그러나 인슐린 저항성이 비만에서 가장 심각한 장기적 우려사항일 것이다. "인슐린 저항성은 아마도 사람들에게 당뇨병을 일으키게 하는 큰 메커니즘들 중 하나일 것이다"라고 심장병 전문의인 조셉 존스(Joseph Johns)는 말한다. 그는 다음과 같이 지적한다: "우리는 이제 지방세포가 너무 많은 사람들에서 그러한 지방세포는 몸이 인슐린의 효과에 저항하게 하는 다량의 화학물질을 분비한다는 사실을 알고 있다. 특히 이 화학물질은 근육이 인슐린의 효과에 저항하게 함으로써 몸으로 하여금 근육에서 혈당을 제거하기 위해 점점 더 많은 인슐린을 뿜어내도록 한다. 결국 (인슐린을 분비하는) 췌장은 소진하고 사람들은 당뇨병에 걸린다. 인슐린 저항성은 우리가 대사증후군을 앓는 근본 이유이다."

또한 비만은 파워 뉴트리언트의 보상적 고갈이 일차적 결핍 쪽으로 넘어가는 것을 시작시킨다. 우리는 비만에 많은 비중을 두었지만 그만한 가치가 있다. 비만은 바이오데트의 근원으로, 서구문화가 직면하고 있는 단일의 가장 심각한 근원이다. 비만인 사람은 다음과 같은 결핍과 고갈을 보이는 경향이 있다.

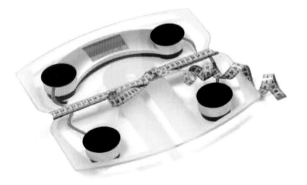

	보상적 고갈 : 비만	
일차적 결핍	이차적 고갈	지지 영양소
피콜린산 크롬 오메가-3 지방산 CoQ10 비타민 D	아미노산 항산화물질 알파 리포산	녹차

단계 2: 2형 당뇨병(혈당 조절 기능장애)

1형 당뇨병은 췌장이 인슐린을 충분히 생성하지 못하게 하는 유전적 이상에 의해 유발된다. 이 질환은 생활습관과 아무 관련이 없다. 그러나 2형 당뇨병은 인슐린 저항성이 점진적으로 발생해 결국 췌장이 몸의 혈당 수치를 조절하기 위해 인슐린을 충분히 생성하는 능력을 소진시켜 유발된다. 2형 당뇨병은 과체중이거나 비만이 아닌 사람이 일으킬 수 있지만, 이 질환은 높은 체질량지수, 좌식 생활습관 및 흔히 동반되는 인슐린 저항성과 강한 연관이 있다.

2형 당뇨병은 미국에서 주로 과체중과 비만의 급속한 증가로 인해 유행병이 됐다. 2008년 10월에 공개된 정부 데이터에 따르면, 미국에서 신규 당뇨병의 발생률은 과거 10년 사이 거의 2배나 증가하였으며 이들 중 90%가 2형 당뇨병이었다. 사실 미국 질병통제센터에 따르면, 미국인들의 8% 정도(약 2,400만 명)가 2형 당뇨병을 앓고 있다. 또 다른 5,700만 명은 '전당뇨병(pre-diabetes)'이란 혈당 이상을 보이는 것으로 생각되어 완전한 당뇨병을 일으킬 위험에 처해 있다. 아마도 가장 당혹스러운 점은 소아기 비만율의 급증 때문에 소아에서 2형 당뇨병의 발생률이 증가하고 있다는 것이다.

당뇨병은 생활이 되었으며, 이는 많은 주요 소매업자가 점포의 전 섹션을 당뇨병 책, 잡지, 식품 및 관리 제품에 할애하고 있다는 사실로 증명된다.

당뇨병은 미국에서 사망 원인 7위인 질환이다. 당뇨환자의 주요 사망 원인은 심혈관 기능장애이다. 또한 당뇨병을 가진 사람은 신부전, 실명과 절단을 초래하는 순환장애를 앓는다. 아울러 당뇨병을 지닌 사람은 비만이 아니면서 이미 심장발작에도 목숨을 부지한 사람보다 심장발작이나 뇌졸중으로 사망할 위험이 3~4배 더 높다. 당뇨병은 다음과 같이 기타 방식으로도 좌식생활-염증 증후군의 진행을 초래한다.

· 체내 지방, 지질 및 혈당 수치를 결정하는 '마스터 스위치(master switch)'에 영향을 미치고, 또 동맥벽에 죽상반이 더 많이 침착되도록 한다.
· 내피에 스트레스를 주고 손상을 입힌다. 내피는 일산화질소를 생성하는 동맥벽이며, 일산화질소는 혈관을 확장하고 이완하여 혈압을 저하시키고 심장에 대한 부하를 감소시키는 화학물질이다.

2형 당뇨병은 심혈관 기능에 아주 해롭다. 블룸버그 공중보건대학원 역학과의 연구자들은 2005년에 발표한 연구에서 장기적인 고혈당과 관련된 헤모글로빈의 한 유형이 1%씩 상승할 때마다 심장질환 위험은 14% 증가한다고 밝혔다. 당뇨병과 심혈관 기능장애 간의 연관성은 우연이 아니다.

2형 당뇨병은 보다 많은 영양소가 만성적으로 고갈됨에 따라 계속 보상적 고갈이 일차적 결핍 쪽으로 넘어가게 한다. 당뇨환자는 흔히 다음과 같은 결핍과 고갈을 보인다.

보상적 고갈 : 당뇨병(2형)

일차적 결핍	이차적 고갈	지지 영양소
피콜린산 크롬 오메가-3 지방산 CoQ10 비타민 D 아미노산 항산화물질(알파 리포산 포함)	←	녹차 석류

앞서 고갈된 영양소인 비타민 D, 아미노산과 항산화물질이 일차적 결핍 칸으로 이동하였다는 점에 주목하라. 이는 환자의 질환이 2형 당뇨병으로 진행한 시점에서는 이전에 고갈된 영양소가 매우 낮은 수치로 떨어져 만성 기능장애를 유발하기 시작하였으므로 결핍으로 분류되기 때문이다.

단계 3: 심혈관 기능장애(내피 기능장애)

심혈관 기능장애(CVD)는 혈관의 내막인 '내피(endothelium)'의 장애로 보는 것이 타당할 수 있기 때문에 우리는 이를 내피 기능장애라고 한다. 시간이 흐르면서 비만과 당뇨병은 고콜레스테롤 및 고중성지방, 고혈당과 고혈압을 초래한다. 이러한 질환은 내피를 손상시키고, 죽상반 축적물로 내피를 막으며, 또 만성 염증을 유발한다. 이와 같은 상황은 다시 혈관 폐쇄, 심근 손상과 혈류 차단을 촉발하는데, 이를 심혈관 질환이라 한다. 아울러 초래되는 것은 혈전, 뇌졸중, 심장 부정맥, 심부전과 심장발작이다.

심혈관 기능장애는 미국인들에게 사망 원인 1위인 질환이다. 미국심장협회(AHA)에 따르면, 2008년에 미국인 77만 명 정도가 신규 관상동맥 발작을 일으키고 약 43만 명이 흉통에서 완전한 심장발작에 이르기까지 재발 심장사건(cardiac event)을 일으킨 것으로 추산됐다. AHA는 미국인이 26초마다 심장사건을 일으키고 매분 누군가가 그로 인해 사망한다고 추산했다.

AHA에 의하면 심혈관 기능장애로 인한 사망이 1994년에서 2004년 사이 24.7% 감소한 것은 사실이지만, 미국에서 사망 2.8건 당 1건은 여전히 심혈관 기능장애가 원인이다. 이는 압도적으로 생활습관 선택의 결과로 나타나는 질환이므로 그러한 수치는 용납할 수 없는 비율이다. 그것은 마치 매년 50만 명이 자발적으로 불필요한 고통을 받는 것이나 마찬가지로, 이러한 고통은 비만, 저영양소 고 단순 탄수화물 식사와 좌식 생활습관을 선택한 결과이다. 우리는 이제 혈당이 조금만 상승해도 콜레스테롤 수치의 증가와 동맥 폐쇄를 예고하는 적신호가 될 수 있다는 사실을 안다.

"보통의 미국인은 의사로부터 자신은 경계역(borderline) 고혈압이고, 나쁜 콜레스테롤은 조금 높으며, 좋은 콜레스테롤은 다소 낮고, 혈당은 경계역으로 오르고 있어, 적신호는 없고 그저 경계역이라는 말을 듣는다"라고 에모리 심장센터 위험저하 프로그램 담당자인 로렌스 스펄링(Laurence S. Sperling) 박사가 WebMD.com에서 말했다. 그는 "그러나 이제 우리는 경계역이라는 것에는 현저한 위험이 따른다는 점을 안다. 의사들은 현실적인 생활습관 변화를 추천하고 이들 위험을 낮추기 위해 약물을 고려해야 한다"라고 덧붙였다.

못지않게 우려스러운 것은 고혈압의 증가이며, 고혈압은 심혈관 기능장애와 뇌졸중의 주요 위험인자들 중 하나이고 미국에서 가장 흔히 진단되는 질환이다. 체중과 아울러 당뇨병의 동맥 손상 효과가 증가하면서 고혈압이 늘

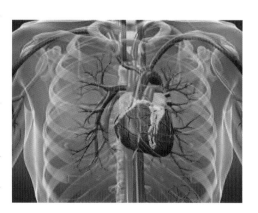

고 있다. 미국심장협회의 한 전문가 집단에 따르면, 약제내성 고혈압의 유병률도 마찬가지이다.

고혈압을 끌어내리는 약물의 효과에는 문제가 없다. 다만 이 질환을 치료받는 사람들의 병환이 더 악화되고 있다고 2008년에 저널 〈고혈압 (Hypertension)〉에 게재된 한 보고서가 밝혔다. 많은 사람이 비만으로 인한 당뇨병을 앓고 있으며, 2형 당뇨병이 유발하는 신장 손상은 과다한 수분의 배설을 어렵게 할 수 있어 완강한 고혈압을 초래하고 이는 신장을 더욱 손상시키므로 악순환이 이어진다.

만일 당신에게 당뇨병이 있고 체중이 20, 30 혹은 40킬로그램 더 나간다면, 당신은 여러 건강 질환을 앓게 되고 이들 질환은 서로 강화하고 악화시켜 생명을 위협하는 심혈관 기능장애의 위험을 두려운 수준으로 상승시킨다. 심혈관 기능장애도 심혈관 건강에 긴요한 필수 영양소의 파괴적인 고갈 끝에 나타난다. 심혈관 기능장애를 일으킨 사람은 2형 당뇨병과 동일한 결핍과 고갈을 보이는 경향이 있어 두 질환 간의 연관성을 더욱 강화한다.

보상적 고갈 : 심혈관 질환

일차적 결핍	이차적 고갈	지지 영양소
피콜린산 크롬 오메가-3 지방산 CoQ10 비타민 D 아미노산 항산화물질(알파 리포산 포함)	←	녹차 석류

좌식생활–염증 증후군의 예방

좌식생활–염증 증후군에 특효 처방(magic bullet)은 없다. 체중을 줄이는 것이 가장 중요한 조치이다. 수많은 연구에서 체중을 중등도로 감량해도 혈압, 콜레스테롤 수치와 혈당이 현저히 떨어질 수 있는 것으로 나타났다. 좌식생활–염증 증후군을 되돌리거나 예방하기 위한 목표는 다음과 같다.

· 체중을 줄인다.
· 육체활동을 늘린다.
· LDL 콜레스테롤 수치를 낮춘다.
· 공복 혈당 수치를 떨어트린다.
· 혈압을 낮춘다.

의학계의 일반적인 신념과는 달리, 장기적으로 신체의 필수 영양소 저장고를 다시 채우면(신체의 바이오웰스에 빚을 갚으면) 염증, 고혈압과 나쁜 영양으로 인해 유발된 손상과 좌식생활–염증 증후군으로 인해 초래된 장애를 대부분 되돌릴 수 있다. 영양 고갈이란 관점에서 당신이 취할 수 있는 두 가지 주요 조치는 식사를 개선하고 당신의 일과에 파워 뉴트리언트의 보충을 추가하는 것이다.

식사 변경

신선한 과일과 채소를 더 먹는다.
가공식품과 패스트푸드를 줄인다.
흰 빵과 설탕 같은 단순 탄수화물을 현미와 전곡 같은 복합 탄수화물로 대체한다.
붉은 고기를 생선, 특히 기름진 냉수성 어류로 대체한다.
아보카도, 견과와 올리브유 같이 건강에 좋은 지방을 더 섭취한다.
식사량을 조절한다. 보통의 성인은 하루에 2,500칼로리 이하를 필요로 한다.
하루에 식사를 5~6차례 적게 나눠 먹어 대사를 유지하고 칼로리를 더 소비하게 한다.
매일 적어도 1.8리터의 물을 마신다. 포만감을 느끼는 데 도움이 된다.

파워 뉴트리언트 보조제

코엔자임 Q10(CoQ10)은 심장 건강을 지지하고 혈압을 저하시킨다.
아미노산: 아미노산인 L−아르기닌과 L−시트룰린은 혈관을 이완시키는 중요 화학물질인 일산화질소의 생성을 증가시킨다.
항산화제: 비타민 E는 나쁜 LDL 콜레스테롤의 산화를 감소시키는 능력을 입증하였고, 비타민 C는 이 콜레스테롤의 생성 자체를 감소시키는 것으로 증명됐다. 또한 항산화제는 일산화질소가 보다 효과적으로 혈류를 증가시키도록 한다.
피콜린산 크롬: 미량 무기물인 이 영양소는 혈당 수치의 조절에 효과적인 것으로 입증됐다.
오메가−3 지방산: 오메가−3 지방산인 EPA와 DHA는 심장리듬을 조절하고, 부정맥 위험을 감소시키고, 중성지방 수치를 저하시키고, 동맥 죽상반을 감소시키고, 또 혈압을 저하시키는 것으로 나타났다.
비타민 D: 이 비타민은 심장사 위험을 감소시킨다.
녹차: 녹차는 항산화물질, 아미노산과 중요 식물성생리활성물질(phytochemical)을 한꺼번에 제공한다.
석류: 항산화물질이 풍부한 석류는 일산화질소를 보호하고 심혈관 기능을 향상시킨다.

증후군이 초래하는 비용

이미 살펴보았듯이 바이오데트의 금전적 영향은 엄청날 수 있으며, 그 무엇도 좌식생활-염증 증후군을 이루는 기능장애들의 집합보다 더 파산을 가져올 잠재력을 지닌 비용을 동반하지 않는다. 비만, 2형 당뇨병과 심혈관 기능장애의 결과를 치료하고 관리하는 데 드는 가능한 총비용을 고려할 때, 작지만 비교적 저렴한 조치를 취해 이러한 연쇄적 질환들을 예방하거나 되돌리면 삶을 연장하고 향상시킬 뿐만 아니라 충분한 돈을 가지고 그 연장된 나날을 즐길 가능성을 높일 수도 있다는 점이 분명해진다.

20년간 좌식생활-염증 증후군의 관리에 드는 가상적 총비용(보험회사가 부담하는 비용 제외)

전형적 체중 감량 프로그램[1]	주 당 9달러, 20년간 9,360달러
당뇨병 환자의 일반 의료 비용[2]	연 13,000달러, 20년간 260,000달러
위우회술(gastric bypass)[3]	20,000달러
심부전으로 인한 입원과 치료[3]	6,258달러
심장우회수술(cardiac bypass surgery)	50,000달러
심박조율기(삽입, 하드웨어, 병원비, 진료비와 외래진료 포함)[3]	22,000달러
좌식생활-염증 증후군의 총비용	367,618달러

[1] ConsumerSearch.com

[2] Centers for Disease Control

[3] Health Care Blue Book

좌식생활-염증 증후군은 생활습관 선택에 의해 유발되는 기능장애이다. 알고 있으면 보다 현명한 선택, 장기적 건강 개선과 막대한 금전 혜택을 이룰 수 있다.

제 5 장

스트레스 불균형 증후군
(Stress Imbalance Syndrome)

: 만성 스트레스 + 불면증 + 임상적 우울증

세상에서 최악인 것은 자려고 하나 그러지 못하는 것이다.

- 스콧 피처럴드(F. Scott Fitzgerald)

우리는 스트레스나 불면증을 의학적 질환으로 여기지 않고 대신 현대 생활의 피할 수 없는 측면으로 여기는 경향이 있다. 스트레스는 그저 삶의 일부이고, 불면증은 단지 가끔 잠을 잘 수 없는 것으로 비춰지고 있다. 미국에서 장애의 주요 원인일 정도로 심각한 질환인 우울증도 그냥 무시해버리는 경향이 너무 흔하다. 당신이 증후군의 기저에서 기능장애가 진행되고 있다는 점, 또는 그것을 치료하지 않고 방치하면 훨씬 더 심각한 질환으로 진행될 수 있다는 점을 알지 못한다면 증후군을 심각하게 받아들이기 어렵다.

이와 같은 질환은 충분히 바이오데트의 원인이 된다. 계속되는 정서적, 심리적 스트레스는 기타 어느 질환보다도 신체에 더 큰 손상을 가할 수 있다. 이는 부분적으로 그러한 스트레스가 심혈관계, 신경계와 면역계에 피해를 입히는 강력한 호르몬을 지속적으로 생성시킬 뿐만 아니라, 아울러 그것이 질병으로 여겨지지 않기 때문이다. 스트레스의 위험을 무시하는 경향은 이 질환을 스텔스 킬러로 키워 스트레스 불균형 증후군을 초래할 수 있다.

스트레스 불균형 증후군

· 만성 스트레스
· 불면증(수면 호르몬 기능장애)
· 우울증(신경화학 기능장애)

과학연구가 쌓이고 탄탄한 토대를 이룸에 따라 우리는 끊임없는 스트레스의 생리적 효과가 수면주기를 조절하는 호르몬 및 신경화학물질의 불균형과 결핍을 유발한다는 사실을 안다. 이는 스트레스 불균형 증후군을 초래한다. 원기를 회복시키는 수면이 부족하면 임상적 우울증(clinical depression, 치료를 요할 정도의 우울증) 또는 불면증과 우울증의 자기강화주기(self-reinforcing cycle)에 빠져 바이오웰스를 결핍시키고 삶의 질을 파괴하기가 더 쉬워진다.

좌식생활-염증 증후군과 마찬가지로 스트레스 불균형 증후군도 단계별 진행이 뚜렷하고 각 단계는 이전 단계에서 초래된 영양 고갈을 악화시킨다. 다행히도 이러한 연계성은 위와 같이 악몽 같은 과정을 완화하고 영양과 생활습관 변경으로 기능을 회복시키는 길도 알려준다. 그러나 먼저 스트레스로 시작해 단계들을 보다 자세히 살펴보자.

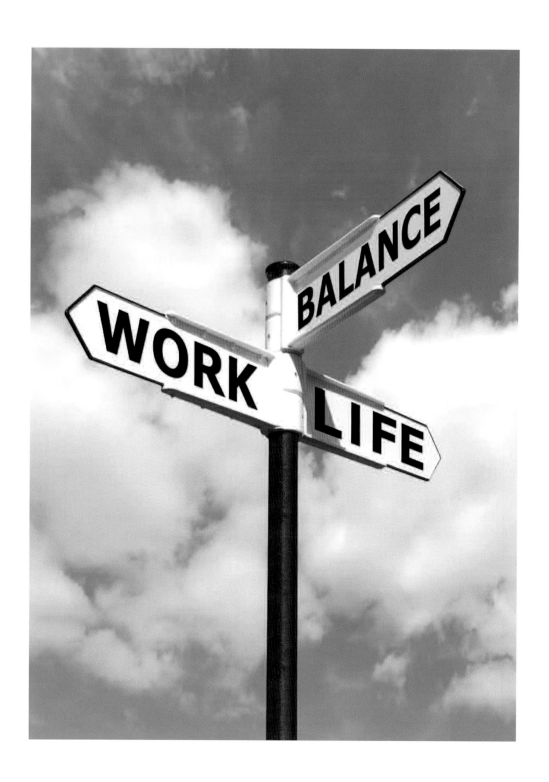

어떤 기능장애가 일어나나?

비타민 B 복합체

비타민 B 복합체는 알코올, 정제당, 니코틴과 카페인에 의해 파괴되므로 현대 서구식 생활습관이 몸에 밴 사람들에서 이 영양소가 하나 또는 그 이상 결핍되어 있는 경우는 드물지 않다. 비타민 B6는 많은 아미노산의 생성에 관여하므로 수치가 낮으면 수면을 촉진하는 아미노산의 결핍을 초래할 수 있다. 비타민 B12의 결핍은 중요 신경전달물질을 감소시켜 기억상실, 불안과 피로를 야기할 수 있다. 뇌는 비타민 B1(티아민, thiamine)을 사용해 포도당을 연료로 전환하므로 결핍되면 피로, 우울, 흥분, 불안과 자살충동을 일으킬 수 있다. 비타민 B5(판토텐산, pantothenic acid)는 아미노산과 신경전달물질 아세틸콜린의 흡수에 필수이므로 결핍은 특정 유형의 우울증을 유발하는 요인이 될 수 있다. 엽산(folic acid)은 S-아데노실 메티오닌(S-adenosyl methionine, SAM)의 생성에 필요한데, SAM은 예비연구들에서 우울증과 알츠하이머병의 예방에 역할을 한다고 시사되는 보조효소이다.

항산화물질

스트레스 반응에 의해 생성되는 코르티솔은 세포 구조물을 손상시킬 수 있는 프리 라디칼을 발생시키므로 항산화물질의 결핍은 전신에 걸쳐 콜레스테롤, 세포와 DNA에 산화 손상을 초래한다.

아미노산(트립토판, tryptophan)

트립토판은 마음을 진정시키는 신경전달물질인 세로토닌과 수면을 유도하는 호르몬인 멜라토닌의 수치를 증가시킨다. 당연히 이 아미노산의 결핍은 이러한 두 물질의 결핍을 유발해 수면을 방해할 수 있다.

오메가-3 지방산

항염 특성을 보이는 외에 오메가-3 지방산은 기억, 인지능력과 뇌기능 전반에도 중요하다. 왜냐하면 이 영양소는 뇌세포 막과 신경을 덮고 있는 보호막인 미엘린(myelin)을 구성하는 성분이기 때문이다. 오메가-3 지방산이 결핍되면 심한 피로, 기분변화, 우울 등의 증상이 나타난다.

크롬

설탕과 정제 녹말을 지속적으로 섭취하면 크롬이 고갈되고 인슐린 수치가 만성적으로 상승한다. 크롬 결핍은 세포의 인슐린 민감성과 혈당 대사를 저해하며, 이는 에너지 수준에 영향을 미치고 피로와 우울을 야기할 수 있다.

지지 영양소

녹차는 강력한 항산화물질인 폴리페놀(polyphenol)을 함유하는데, 이 물질은 민감한 뇌 구조물을 보호하고 신호전달물질인 도파민의 가용성을 증진시키는 것으로 입증됐다.
녹차에 함유된 테아닌(theanine)은 마음을 진정시키는 데 도움이 되는 아미노산이다.

단계 1: 스트레스

　연구는 만성 스트레스가 우울증과 관련이 있다고 한다. 과학자들은 우선 코르티솔(cortisol, 주요 스트레스 호르몬)의 과다 생성에 의해 유발되는 질환인 쿠싱증후군(Cushing's Syndrome)을 지닌 환자들에서 코르티솔과 우울증 간의 연관성을 알아냈다. 그들은 코르티솔의 과다가 심한 우울증에서 흔히 관찰되는 증상을 유발할 수 있다는 점을 발견했다. 한층 더 흥미로운 사실은 발표된 많은 연구에서 코르티솔 수치를 저하시키는 치료를 받은 쿠싱증후군 환자들이 피로감, 무가치감, 집중력 저하, 불면증이나 수면과다, 활동에 대한 흥미 감소, 자살충동이나 자살, 체중 감소나 증가 등 우울증 증상의 완화를 경험하였다는 것이다. 환자 176명이 참여한 가장 규모가 큰 연구를 보면, 우울증 환자들의 73%에서 우울증 증상이 개선되고 코르티솔 수치가 감소했다. 스트레스와 우울증 간의 연관성은 분명한 듯하다.

　스트레스는 위협에 대해 인체가 보이는 정상적이고 건강한 반응이다. 생존이 걸린 상황에서는 뇌세포가 내분비계에 2가지 강력한 호르몬(에피네프린과 코르티솔)을 대량으로 체내에 분비하라고 지시한다. 이들 화학물질은 에너지를 근육으로 돌리고, 혈압과 체온을 올리고, 생각을 가속화하고, 또 위협에서 도피하도록 돕는다. 이것이 바로 '아드레날린 쇄도(adrenaline rush)' 현상이다(위험한 상황에서 아드레날린이 대량 분비되어 힘과 에너지가 급등하는 현상을 말한다).

　핵심은 인체의 스트레스 반응 메커니즘이 우리가 위험에서 생존하도록 돕기 위해 활성화되었다가는 꺼지도록 진화하였다는 것이다. 그것은 온종일 일주일 내내 켜져 있도록 고안되지 않았다. 그러나 불황, 실직, 전쟁, 범죄, 교통체증과 현대 생활의 격변으로 인해 그러한 시스템은 규칙적으로 코르티솔과 에피네프린을 우리 몸에 쏟아낸다. 높은 수치에서 이들 스트레스 화학물질은 몸에 다음과 같은 피해를 초래한다.

- 허리 주위에 지방 축적이 증가해 콜레스테롤 수치가 높아지고 인슐린 저항성과 당뇨병이 생긴다.
- 혈압이 상승해 혈관과 심장근육에 손상을 유발함으로써 심혈관 기능 장애 위험이 높아진다.
- 과민성 대장 증후군(irritable bowel syndrome)을 일으킨다.
- 면역계가 손상되어 몸이 감염과 암에 취약해진다.

이렇게 진행되는 손상을 막고 복구하려 애쓰면서 인체 시스템들은 비타민 B 복합체와 항산화 비타민 C 같은 필수 영양소를 고갈시킨다. 스트레스와 함께 시작되는 이러한 보상적 고갈은 다음과 같이 진행되며, 스트레스가 과도한 사람은 흔히 결핍을 나타낸다.

보상적 고갈 : 스트레스

일차적 결핍	이차적 고갈	지지 영양소
비타민 B 복합체 항산화물질	아미노산(트립토판) 오메가-3 지방산 피콜린산 크롬	녹차 아미노산(테아닌)

미국심리학회(APA)에 따르면, 스트레스는 미국인들 사이에 사망의 주요 원인들 중 6가지, 즉 심혈관 질환, 암, 호흡기 질환, 사고, 간경화 및 자살과 연관이 있다.

단계 2: 불면증(수면 기능장애)

앞서와 같은 유행병의 일부는 불면증과 관련이 있다. 만성 스트레스를 정상으로 여기게 하는 문화적 기풍이 수면 역시 선택으로 일어나는 일, 심지어 쇠약의 징후로 바라보게 한다. 수면의 필요성은 잘 이해되고 있지 않으나, 우리는 수면이 육체적 및 정신적 바이오웰스의 거의 모든 측면에 필수적이라는 사실을 안다. 영국의 웰컴 트러스트(Wellcome Trust)가 후원한 연구는 불면과 편집증적 사고 간의 연관성을 확인했다. 이 연구는 일반인구에서 만성 불면증을 겪는 사람들은 잠을 충분히 자는 사람들보다 고도의 편집증적 사고를 경험할 가능성이 6배 더 높다고 밝혔다. 심한 편집증으로 정신과 진료를 요한 사람들의 절반 이상이 아울러 임상적 불면증을 지닌 것으로 나타났다.

불면은 만성적, 생물학적 질환이 될 수 있다. 잠드는 과정은 대사 작용의 점진적 감소를 동반한다.

- 근육이 이완된다.
- 산소를 덜 소비한다.
- 체온이 떨어진다.
- 뇌 활동이 변화해 의식적 사고와 관련된 뇌파인 알파파와 베타파가 숙면을 나타내는 델타파로 전환된다.

그러나 우리가 스트레스로 지치면 코르티솔이 분비되어 이러한 변화를 차단해 각성 상태가 된다. 이 때문에 당신이 돈에 대해 걱정하거나 상사에게 화가 난 경우에 잠들기가 아주 어렵다. 진짜 문제는 수년간의 끊임없는 스트레스가 코르티솔 수치의 만성적 상승을 자극해 고도로 각성된 상태가 될 때 시작된다. 이렇게 되면 수면이 방해되며, 잠을 자도 옅고 편안하지 않다.

호르몬 불균형

코르티솔은 이와 같은 진행에 관여하는 첫 번째 호르몬이다. 두 번째 호르몬은 신체가 일일주기 생체리듬(circadian rhythm)을 조절하기 위해 필요로 하는 멜라토닌이다. 이 생체리듬은 수면과 각성을 조절하는 메커니즘이다. 멜라토닌은 세로토닌에서 합성되며, 세로토닌은 기타 신경전달물질의 수치를 조절하는 '마스터(master) 신경전달물질'의 하나이다. 코르티솔의 수치가 높으면 뇌의 세로토닌 수용체를 차단해 신체의 세로토닌 균형을 무너트린다. 광범위한 고찰에 입각해 우리가 세운 가설은 과다한 코르티솔이 세로토닌의 합성을 억제하고 아울러 뇌에서 세로토닌을 함유하는 주요 신경세포를 파괴한다는 것이다. 그렇다. 스트레스가 너무 많으면 사실상 뇌의 일부가 파괴될 수 있다. 이러한 손상은 멜라토닌의 불균형을 초래하며, 그에 따라 불면이 생긴다.

일단 이와 같은 호르몬 고갈 상태에 이르면, 하향적인 악순환이 뒤따를 수 있다. 일부 연구자는 수면부족이 이러한 호르몬 불균형을 바로잡고 스트레스 반응에 의해 유발된 몸과 뇌의 고도각성을 가라앉히려는 시도로 시작될 수 있다고 한다. 그러나 이와 같은 무의식적 반응은 실제로 기능장애의 주기를 촉발한다. 일단 불면증으로 한바탕 고생하고 나면, 대부분의 사람은 좌절감을 느끼고 잠을 충분히 잘 수 있을까 불안해하며 수면부족을 보상하기 위해 다음과 같이 자신의 행동을 변화시킨다.

- 낮 동안 혹은 초저녁에 잠깐 잠을 잔다.
- 다음날 밤 일찍 잠을 잔다.
- 다음날 아침 늦잠을 잔다.
- 잠들기 위한 방편으로 술을 마신다.

그러나 이러한 행동은 정상적인 수면 메커니즘을 변경시키고 결국 불면증을 영구화한다. 여기서부터 상황은 급속히 내리막길을 걷는데, 수면장애가 연쇄적인 증상을 촉발하기 때문이다. 이와 같은 증상으로는 피로, 과민성, 기억 및 집중력 장애, 성욕상실, 체중 감소, 사회 및 기타 활동에 대한 관심 결여, 그러한 활동에서 기쁨을 찾는 능력의 상실 등이 있다. 피로로 인해 기능하는 것이 어렵고 흔히 환자는 비관주의에 휩싸인다. 상태가 우울증을 일으키기에 안성맞춤이다.

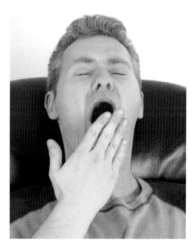

수면은 젊음을 유지한다

우울증이 없더라도 만성 불면증은 심각한 바이오데트를 유발할 수 있다. 전문가들은 보통사람이 매일 밤 8.4시간의 수면을 요한다고 추산한다. 그러나 미국수면재단(NSF)은 서베이에 응답한 사람들의 절반이 불면증 증상을 경험하였고 35%는 그러한 증상을 매일 밤 또는 대부분의 밤에 경험하였다고 밝혔다. 잠을 충분히 자지 못하면 많은 주요 호르몬(세로토닌, 렙틴, 프로락틴과 갑상선호르몬)의 상태가 나빠진다. 실제로 시카고대학과 벨기에 연구자들이 실시한 연구에 따르면, 불면증이 유발한 호르몬 변화는 인간 성장호르몬의 생성 저하 등 노화와 관련된 과정과 아주 비슷하다. 요컨대 불면증으로 우리는 조기 노화를 겪을 수 있다. 장기적인 임상적 불면증의 결과를 일부 살펴보면 다음과 같다.

- 심혈관 기능장애와 뇌졸중 위험의 증가
- 고혈압
- 체중 증가
- 면역기능 저하
- 기분장애
- 집중력과 기억 저하
- 관계의 즐거움 감소

아울러 불면증은 만성 스트레스에 의해 시작된 영양 고갈을 가속화한다.

보상적 고갈 : 불면증

일차적 결핍	이차적 고갈	지지 영양소
비타민 B 복합체 항산화물질 아미노산(트립토판)	오메가-3 지방산 크롬	아미노산(테아닌)

문제는 여기에 그치지 않는다. 연방도로교통안전청(NHTSA)은 잠이 부족해 조는 자동차 운전자로 인해 매년 도로에서 1,500명 이상이 사망하고 7만1,000명이 부상을 입는다고 한다. 모두 합해 불면관련 건강 질환으로 연간 160억 달러라는 막대한 비용이 든다. 하지만 임상적 우울증보다 더 심각하거나 무서운 질환은 거의 없다.

단계 3: 우울증(신경화학 기능장애)

　불면증과 우울증은 닭이 먼저냐 계란이 먼저냐의 상황이 될 수 있는데, 우울증은 불면의 원인이 될 수도 있기 때문이다. 그러나 만성 수면부족과 그에 따른 호르몬 혼란은 중요 신경전달물질의 변동을 초래하고 생명을 위협하는 우울증을 포함해 기분장애를 유발할 수 있다는 점은 분명하다. 수면부족은 뇌를 교란시키고 스스로 스트레스 요인으로 작용함으로써 사람들을 우울증에 한층 더 취약하게 하고 우울증 삽화(depressive episode)의 시작을 촉진한다.

　우울증 환자들의 80% 정도가 불면증을 경험한다고 정신건강 전문가들은 말한다. 브레슬라우, 로스, 로젠탈과 안드레스키(Breslau, Roth, Rosenthal and Andreski)가 실시한 1996년 연구는 젊은 성인 1,200명을 3년 동안 모니터링해 불면증을 지닌 사람들은 새로운 주요 우울증 삽화를 일으킬 가능성이 5배 더 높다는 점을 발견했다. 불면증이 심장, 뇌, 면역계와 건강 전반을 손상시킬 수 있는 기타 모든 방법 외에도, 이 질환이 우울증의 심각한 위험인자라는 사실은 의문의 여지가 없다.

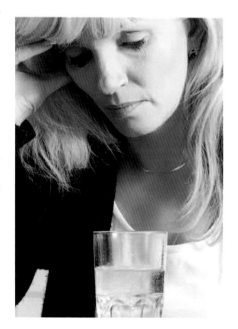

　우울증은 심각한 기능장애이다. 미국 국립보건원(NIH)과 국립정신건강연구소(NIMH)에 따르면, 18세 이상 미국인들의 9.8%가 어떤 종류든 우울장애를 겪고 있는 것으로 추산된다. 이는 무려 약 2,200만 명에 달한다는 것이며, 이들 중 2/3가 여성이다.

　또한 재정적 결과도 무시할 수 없

다. 우울증의 직간접 비용은 엄청나 미국 경제에 연간 440억 달러 이상의 비용을 초래하는 것으로 추산된다. 미국에서 가장 잘 팔리는 처방약이 푸로작(Prozac)과 팍실(Paxil) 같은 항우울제라는 것은 전혀 놀랄 일이 아니다.

우울증은 삶을 파괴한다. 그 증상이 유발할 수 있는 것은 집중곤란, 피로, 무가치감 또는 무력감, 비관주의, 식욕상실, 한때 좋아했던 활동에 대한 흥미 상실, 흥분, 지속성 통증, 자살충동, 자살시도 등이다. 이렇게 파괴된 삶은 치료를 구하고 관리하려는 의욕이 흔히 심각한 슬픔, 무력감과 무기력감에 의해 좌절되어 악화된다. '우울감(blues)'보다 훨씬 더 심한 진정한 임상적 우울증은 치료하기가 극히 어려운 위험한 질환이다.

불면증과 우울증의 연관성은 복잡하다. 우울증은 급속안구운동(rapid eye movement, REM)을 변화시키는데, 렘수면(REM sleep)은 꿈을 꾸는 것과 회복 휴식을 특징으로 하는 수면이다. 렘수면의 이상은 우울증의 강한 지표이다. 우울증 환자는 흔히 급속히 렘수면에 들어가고 충격적일 수 있는 꿈 상태에 빠진다. 초기 불면증은 사실 우울증을 바로잡기 위한 뇌의 노력일 수 있다. 증거에 의하면 각성의 연장은 실제로 세로토닌 시스템의 활동을 증가시키고, 아울러 우울증과도 관련이 있는 보상 호르몬인 도파민의 분비도 증가시킨다.

그러나 불면증은 우울증에 대한 치유가 되지 못한다. 세로토닌(호르몬 포커 게임에서 손에 쥔 세 번째 카드)이 열쇠이다. 우울증을 지닌 사람들 중 25%에서 세로토닌 대사의 수준이 낮은 것으로 나타난다. 서로 다른 세로토닌 수치는 당신의 기분에 다음과 같이 영향을 미친다.

정상 세로토닌 수치

- 기분이 좋다.
- 잘 자고 먹는다.
- 개운하고 기운찬 상태에서 깬다.

낮은 세로토닌 수치

- 무기력감을 느낀다.
- 잠을 잘 수 없거나 너무 많이 잔다.
- 식욕을 잃는다.
- 만사가 귀찮아진다.
- 절망감을 느낀다.

임상적 우울증과 비슷한 점을 눈치 챘는가? 그럴 것이다. 세로토닌은 뇌에서 합성되나, 소화기에서도 생성된다. 이 때문에 무엇을 먹고 음식을 어떻게 잘 소화시키느냐가 기분에 중요한 것이다. 물론 만성 스트레스도 정상적인 소화를 방해한다.

따라서 스트레스 불균형 증후군은 순전히 선형적으로 진행한다기보다는 각 질환이 나머지 질환들을 강화하는 것으로 보인다. 스트레스는 불면증을 초래한다. 불면증은 더 큰 스트레스를 야기하며, 우울증의 계기가 된다. 우울증은 불면증을 지배해 더 큰 스트레스를 초래하며, 과정은 이렇게 돌고 돈다. 결국 이 증후군 내에서 각각의 기능장애는 나머지 2가지 장애의 중증도를 악화시킨다.

보상적 고갈 : 우울증

일차적 결핍	이차적 고갈	지지 영양소
비타임 B 복합체 항산화물질 아미노산(트립토판) 오메가-3 지방산 크롬	←	아미노산(테아닌)

스트레스 불균형 증후군의 예방

우리는 모두 각자의 스트레스 반응과 스트레스 관리법을 선택할 수 있다. 스트레스는 간혹 불가피하나, 우리는 대처 기술과 장치를 개발해 스트레스가 삶에 미치는 효과를 관리하고 스트레스 불균형 증후군을 시작 전에 예방할 수 있다. 이러한 대처 기술과 장치를 예로 들면 다음과 같다.

· 우리는 스트레스를 주는 사건에 대한 우리의 반응을 의식적으로 조정하고 건강에 유익한 방식으로 스트레스에 대처하는 기술을 개발한다.
· 고도각성 스트레스 상태의 반대는 이완되고 평온한 상태이기 때문에, 우리는 보다 편안하고 원기를 회복시키는 수면을 즐긴다.
· 우리는 잠을 잘 자면 불안, 인지장애, 그리고 우울증을 초래할 수 있는 기분변화의 예방에 큰 도움이 된다는 것을 안다.

우리는 스트레스와 불면증을 완화하면 우울증이 모두 치유될 것이라고 시사하지는 않는다. 문헌은 아울러 뇌에서 일어나는 화학적 사건, 삶 속에서 벌어지는 사건과 유전이 모두 우울증의 발생에 역할을 할 수 있다는 생각을 지지한다. 그러나 불면증과의 깊은 연관성을 고려할 경우에 좋은 식이 및 보충 요법과 함께 생활습관을 최적화하면 우울 기능장애를 초래하는 주기를 되돌리거나 애초부터 예방할 수 있다. 당신이 취할 수 있는 전인적, 예방적 조치를 일부 소개하면 다음과 같다.

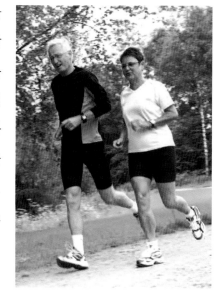

생활습관 변경

수면을 우선시하라: 인간의 수면주기는 자연적으로 16시간 깨어 있고 8시간 잠을 자는 데 맞춰져 있지 않다. 우리는 낮잠을 자고 꾸벅꾸벅 졸다가 깨어나서 일을 한 다음 다시 깜빡 잠이 든다. 당신 자신의 수면 패턴을 찾아야 하지, 당신의 몸에 규정된 수면양식을 강요하려 해서는 안 된다. 낮에 잠잘 수 있는 곳이 있다면 낮잠, 휴식, 공상과 기타 잠을 동반하지 않더라도 마음을 돌리고 회복시켜 줄 수 있는 것으로 잠을 보탠다. 마지막으로, 밤에는 잠을 우선시한다. 침실에서 잠과 무관한 활동을 모두 없앤다. 휴식, 이완과 숙면에 도움이 되는 육체적, 후각적, 시각적 및 청각적 환경을 조성한다. 취침시간을 일정하게 하고, 취침시간에 시작하는 취침의식(bedtime ritual)을 개발해 몸과 마음이 잠을 준비하게 한다.

운동: 운동은 기분을 향상시키는 유익한 호르몬을 분비시키고, 아울러 혈관 확장, 염증 억제, 과다 에너지의 연소와 심지어 뇌에서 새로운 신경연접(neural connection)의 발생을 촉진하는 효과를 통해 신체에 대한 스트레스의 영향을 감소시킨다.

명상: 규칙적인 명상은 면역계에 상당히 긍정적인 영향을 미친다. 명상의 유형은 수십 가지로 다양하지만, 마음챙김 명상(mindfulness meditation)은 비교적 배우기 쉽다. 아울러 요가나 태극권 같은 명상운동을 고려한다.

식사 변경

카페인, 알코올과 설탕을 피한다: 카페인은 계속 각성시켜 편안한 수면을 막는다. 알코올은 아드레날린의 분비를 자극해 신경성 긴장, 흥분과 불면을 초래한다. 설탕은 쓸모없는 단기 에너지를 생성하고 부신을 자극하므로, '설탕으로 좋아진 기분(sugar high)' 상태를 벗어나면 우울하고 무기력한 느낌이 생긴다.

섬유질을 더 먹는다: 스트레스는 소화장애를 유발할 수 있으므로, 전곡, 채소와 과일에 함유된 섬유질을 섭취하면 소화습관을 규칙적으로 유지하는 데 도움이 될 수 있다.

채소를 더 먹는다: 이는 뇌의 세로토닌 생성을 증가시킨다. 세로토닌은 기분에 중요한 신경전달물질이자, 아울러 중요한 아미노산인 L-트립토판(L-tryptophan)의 흡수 향상을 가져온다. 또한 과일과 채소를 더 많이 섭취하면 면역계의 지지에 도움이 된다.

아미노산: 스트레스와 그에 따른 불면증은 기분과 인지기능의 유지에 중요한 도파민, 노르에피네프린 및 세로토닌 시스템들에서 주요 아미노산의 정상 수치에 교란을 일으킬 수 있다. L-트립토판(인체가 세로토닌의 합성에 사용한다)과 테아닌(정신적, 육체적 스트레스를 감소시키고 이완감을 유발할 수 있으며 인지와 기분을 개선한다) 같은 주요 아미노산을 보충하면 중요 신경전달물질의 고갈을 막는 데 도움이 될 수 있다.

오메가-3 지방산: 오메가-3 지방산은 뇌기능을 향상시키는 것으로 나타났다. 특히 DHA는 뇌세포 막의 건강한 기능에 필수적이다. 일부 연구자는 우울증, 양극성 장애와 정신분열병 같은 질환이 주로 이러한 오메가-3 지방산의 결핍에 기인할 수 있다고 생각한다.

피콜린산 크롬: 듀크대학 연구자들은 이 미네랄이 아마도 인슐린 민감성을 증가시키고 이에 따라 많은 우울증 환자가 경험하는 식욕과 에너지 상실을 개선함으로써 우울증 증상을 완화할 수 있다는 점을 발견했다.

녹차: 영국 유니버시티 칼리지 런던(UCL) 연구자들이 실시한 연구는 녹차를 마시면 스트레스 호르몬의 수치가 낮아진다고 한다. 아울러 녹차를 마시는 행위는 긴장을 풀고 마음을 진정시키는 데 도움이 될 수 있다.

항산화제: 스트레스 호르몬의 수치가 높으면 민감한 신경 시스템들에 염증과 손상을 촉진할 수 있다. 항산화물질은 이러한 구조물을 보호하는 것으로 입증됐다.

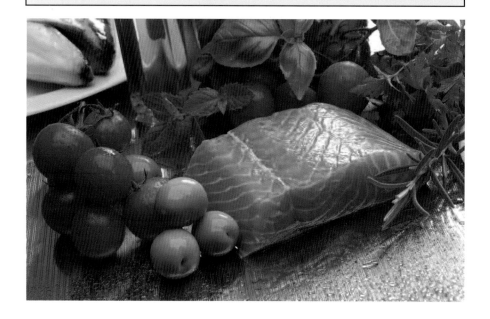

증후군이 초래하는 비용

우리는 이미 입원과 약물에서 생산성 손실에 이르기까지 임상적 우울증의 치료에 드는 비용이 엄청나다는 점을 설명했다. 그러나 스트레스 불균형 증후군에는 추가로 비용이 소요되며, 이러한 비용은 대부분 좌식생활–염증 증후군의 비용이 명백한 것에 비하면 모호하다. 하지만 여기서도 비용은 높은데다 상승하고 있으며 개인과 사회에 모두 막대한 재정 부담을 지운다.

20년간 스트레스 불균형 증후군의 관리에 드는 가상적 총비용(보험회사가 부담하는 비용 제외)

고혈압약[1]	월 100달러, 20년간 24,000달러
중증 또는 만성 두통으로 인한 입원[1]	3,600달러
정신건강 상담[1]	세션 당 75달러 주 1회, 20년간 75,000달러
수면제[2]	16,560달러
우울증약(푸로작 등)[2]	67,200달러
우울증으로 인한 입원[3]	21,800달러
스트레스 불균형 증후군의 총비용	208,160달러

[1] *Health Care Blue Book*

[2] *Blue Cross/Blue Shield of Tennessee*

[3] *Psychiatric Services*, February 2000

첫 번째 증후군처럼 스트레스 불균형 증후군도 생활습관 선택의 문제이다. 이는 핵심 영양소를 다시 채우고 생활습관을 현명하게 결정함으로써 우울증을 되돌리고 삶의 질을 회복시킬 수 있다는 희망을 제시한다. 어느 기능장애든 그 진정한 본질을 이해하는 것이 바이오웰스의 비결이다.

제 6 장

골 기능장애 증후군
(Bone Dysfunction Syndrome)

: 골다공증 + 골관절염

"나는 물리치료에 관심이 있는데, 아버지도 그랬기 때문이다. 나는 의학연구에 관심이 있으며, 내가 그것을 믿기 때문이다. 나는 관절염에 관심이 있는데, 내가 그 질환을 앓고 있기 때문이다."

- 버나드 바루크(Bernard M. Baruch), 미국 경제전문가이자 역대 대통령 고문

이러한 뼈와 관절의 기능장애는 직접 생명을 위협하지 않으나, 삶의 질에 끔찍한 영향을 미칠 수 있다. 또한 골다공증과 골관절염은 기타 증후군과 중요한 차이점이 있다. 나머지 둘은 다음과 같은 전형적인 진행을 보인다.

비만 ➡ 당뇨병 ➡ 심혈관 기능장애
스트레스 ➡ 불면증 ➡ 임상적 우울증

골 기능장애 증후군은 다른 방식으로 그려진다.

영양 결핍

골관절염   골다공증

기타 증후군이 꽤 선형적인 진행을 따르는 반면, 이 증후군은 보다 '나무 뿌리' 구조를 띤다. 골다공증이 직접 골관절염을 유발하거나 그 반대가 아니라, 그 뿌리가 영양 결핍으로 동일하고 가장 중요한 것이 비타민 D와 오메가-3 지방산의 결핍이다. 이렇게 단일의 근원에서 오므로 공통점이 많은 두 질환은 흔히 동일한 환자에서 발견되고 서로의 중증도를 악화시킬 수 있다. 그래서 영양 결핍은 진행적이고 자기강화적인 질환 과정을 유발하며 이러한 과정은 뼈와 관절 건강에 영향을 미치고 만성 통증, 가동성 감소, 골절 위험의 증가, 삶의 질 저하와 심지어 기대수명의 단축을 초래할 수 있다.

어떤 기능장애가 일어나나?

비타민 D
뼈 건강과 새로운 뼈의 형성에 필요한 칼슘의 흡수를 지지하는 외에 비타민 D는 신체의 관절 윤활액인 활액(synovial fluid)의 합성에 역할을 하는 것으로 나타났다. 비타민 D가 결핍되면 새로운 뼈의 생성이 불량하고, 골밀도가 떨어지며, 또 관절 윤활이 나빠져 통증과 아울러 골극(bone spur), 관절 부종 같은 증상을 초래할 수 있다.

오메가-3 지방산
오메가-3 지방산은 강력한 항염 효과(아울러 연구는 연골을 파괴하는 효소의 수치를 감소시킬 수 있다고 한다)를 보이기 때문에, 이 영양소가 결핍되면 관절이 부종과 경직에 보다 취약해지고 연골 소실을 가속화할 수 있다.

글루코사민
글루코사민의 수치가 낮으면 몸이 손상된 연골을 재건하는 능력이 제한되어 골관절염이 가속화할 수 있다.

미네랄(칼슘, 마그네슘)
체내에서 가장 풍부한 미네랄인 칼슘의 결핍은 골 재무기질침착(bone remineralization) 및 뼈 복구의 불량과 연관이 있어 골밀도의 감소를 초래한다. 마그네슘은 촉매제로 작용해 칼슘과 불소를 결합시켜 뼈를 형성한다. 따라서 이 미네랄이 결핍되면 신체가 새로운 뼈를 형성하는 능력이 저하된다.

지지 영양소
녹차
증거는 녹차가 뼈와 관절 기능장애에 흔한 염증성 화학물질의 영향을 감소시킨다고 시사한다.

석류
항산화 플라보노이드가 풍부한 석류는 염증성 화학물질에 의한 연골의 퇴행을 차단한다.

골다공증(골 무기질침착 기능장애)

골다공증은 장기적으로 골 조직이 소실되어 골밀도가 떨어지면서 뼈가 부러지기 쉽고 골절에 취약한 상태가 되는 것을 말한다. 이 질환은 약 1,000만 명의 미국인(대부분이 여성)이 앓고 있으며, 노인들에서 더 많이 나타나는 경향이 있다. 여기에 3,400만 명이 더 골다공증이라 할 정도로 골밀도가 낮지는 않지만 골다공증으로의 진행을 시사하는 '골감소증(osteopenia)'을 지닌 것으로 추산된다. 아주 심하면 골다공증은 만성 요통, 신장 감소와 때로 할머니들에서 관찰되는 보기 흉한 곱사등이(dowager's hump) 같은 신체 기형을 유발할 수 있다. 또한 골다공증을 앓는 환자는 다리 및 고관절 골절을 일으킬 가능성이 높으며, 이는 노인들에게 비참한 손상이 될 수 있다.

이러한 기능장애를 유발하는 단일의 뚜렷한 원인은 없지만, 연구자들은 고위험을 시사할 수 있는 여러 흔한 원인 요인을 확인했다.

- 작고 호리호리한 골격
- 아시아 또는 백인 혈통
- 폐경
- 월경통(월경 부재)
- 가족력
- 칼슘 섭취 부족
- 좌식 생활습관
- 흡연
- 과음

골격계는 매우 역동적이다. 뼈는 끊임없이 파괴되고 교체된다. 골다공증 환자에서는 이러한 과정이 억제되어 정상적으로 소실된 골 조직이 뼈가 통상적인 힘과 골절에 대한 저항을 유지할 수 있는 수준으로 교체되지 않는다. 상상할 수 있듯이 가장 큰 영향을 받는 뼈(다리, 엉덩이와 척추의 뼈)가 가장 취약하다.

골다공증은 침묵의 질환이라고 할 정도로 환자가 심각한 골절을 겪을 때까지 뚜렷한 증상이 없다. 골밀도검사라는 아주 간단하고 비침습적인 검사로 골다공증을 검진할 수 있으나, 그 진행을 억제할 수 있을 정도로 조기에 이 검사를 받는 여성이 너무 적다. 그건 불행할 일인데, 다음과 같이 암울한 재정적 및 사회적 결과를 초래하기 때문이다.

· 연간 50만 명이 골다공증 관련 문제로 입원한다.
· 동일한 이유로 18만 명이 요양원에 입소한다.
· 직접 보건의료비가 180억 달러에 달한다.

진행된 골다공증을 지닌 환자들 사이에 흔한 고관절 골절은 치명적일 수 있다. 입원 스트레스, 가동성 상실, 통증 및 우울증과 퇴원 후 복용하는 약물의 위험한 부작용을 종합한다면, 미국에서 매년 고관절 골절을 일으키는 30만 명 가운데 20~24%가 부상 1년 이내에 사망한다는 것은 놀라운 일이 아니다. 이는 심각한 결과를 초래하는 심각한 질환이다.

일부 흔한 처방약은 골다공증을 악화시키거나 심지어 안 그랬으면 건강하였을 사람에게 골다공증을 유발할 수 있다. 면역질환은 물론 천식의 치료에 흔히 쓰이는 코르티코스테로이드인 프레드니손(prednisone)은 장기간 사용하면 골 소실을 유발할 수 있다. 또한 넥시움(Nexium), 프레바시드(Prevacid) 등 위산 분비를 억제하는 '프로톤 펌프 억제제(proton pump inhibitor)' 계열의 약물은 고관절 골절 위험을 증가시킬 수 있다. 간질약도 이 위험을 증가시키는 것으로 나타났다. 따라서 위험이 도처에 있다.

골 기능장애 증후군은 선형으로 진행되지 않기 때문에 보상적 고갈의 메커니즘은 여기에 동일한 방식으로 적용되지 않는다. 그러나 골다공증을 지닌 사람은 특정 영양소가 결핍되는 경향이 있다.

보상적 고갈: 골다공증

일차적 결핍	지지 영양소
비타민 D 오메가-3 지방산 미네랄(칼슘, 마그네슘)	녹차 항산화제

골관절염(결합조직 기능장애)

골관절염은 관절의 기능장애이다. 관절염은 100가지 종류가 넘으나, 고령과 관절통으로 가장 많이 진단되는 것이 골관절염이다. 골관절염은 관절을 완충하는 연골이 세월이 흐르면서 닳아 생기는 국소 퇴행성 질환이다. 오랫동안 관절염의 주요 원인은 러닝, 하이킹, 건설공사, 스포츠 활동 등 관절, 특히 무릎에 충격을 주는 격렬한 활동이라고 생각됐다. 하지만 이는 사실이 아닌 것으로 판명됐다. 체육 활동은 신체의 기타 모든 부위만큼이나 관절에도 유익하다.

외상성 관절 손상을 제외하면, 골관절염을 유발할 가능성이 가장 높은 원인은 비만이다. 규칙적인 운동을 통해 치료 효과를 보지 않고 수십 년 동안 과다 체중을 방치하면 점진적으로 연골이 닳고 뼈가 손상되어 통증이 초래되는 것으로 보인다. 사실 연구에서 체질량지수(BMI)가 일반인구의 상위 20%에 속하는 사람들은 그보다 체중이 더 낮은 사람들에 비해 36년의 기간에 걸쳐 골관절염을 일으킬 가능성이 150~200% 더 높은 것으로 나타났다.

한층 더 흥미로운 점은 10파운드(4.5킬로그램)만 감량해도 그러한 위험이 50%나 감소하였다는 것이다.

골관절염을 일으키면 관절뼈들이 서로 갈아 골극이 형성되고 관절이 부어 평범한 움직임조차도 고통스럽다. 무릎, 목, 허리와 손의 작은 관절이 가장 흔히 이환되는 관절이다. 골관절염은 최대 2,000만 명의 미국인에게 움직임과 간단한 일상 활동을 몹시 고통스럽게 한다. 이 질환은 연골에 수분 함량이 증가하면서 단백질이 소실되는 노화의 불가피한 결과로 여겨져 왔고, 실제로 미국류마티스학회(ACR)는 70세 이상 노인들의 70%가 엑스레이 상 어느 정도의 관절염 소견을 보인다고 추산한다.

골다공증처럼 골관절염도 직접적으로 치명적인 질환은 아니다. 그러나 이 질환은 수백만 명에게 일과와 움직임을 몹시 고통스럽게 하며, 이 점이 두려운 측면이다. 우리는 좌식생활을 하는 생명체로 진화하지 않았다. 우리는 움직이는 존재이며, 걷고 달리고 수영하고 자전거를 타도록 고안됐다. 우리는 땀이 나고, 심박수가 상승하며, 근육이 움직이는 것을 토대로 번성한다. 관절통이 그러한 가동성을 앗아가면 체중이 증가하고, 기분장애를 겪으며, 바이오데트가 심화된다. 무릎의 골관절염은 선진국들에서 노인 만성 장애의 주요 원인이며, 미국에서만 600억 달러의 경제적 영향을 준다고 추산된다. 골관절염은 미국인 2,000만 명 이상(대부분 55세 이상)의 삶의 질에 부정적 영향을 미치는 것으로 추산된다.

골다공증의 경우와 같이 골관절염을 지닌 사람도 특정 영양소가 결핍되어 있는 것으로 보인다.

일차적 결핍	지지 영양소
비타민 D 글루코사민	녹차 석류 항산화제

골관절염과 골다공증 간의 연관성

골다공증은 골관절염을 직접 초래하지 않고 그 반대로 일어나는 것 같지도 않다. 그러나 연관성이 있다는 점이 분명해지고 있다. 골관절염과 골다공증을 모두 다룬 여러 장기적인 연구들(관절염연구캠페인의 후원을 받아 영국에서 1,000명의 여성을 대상으로 실시된 장기적 연구인 Chingford Study 등)은 골관절염이 연골은 물론 뼈의 기능장애일 수도 있다고 시사해, 두 질환의 공통점이 건강하지 않은 뼈임을 의미한다. 두 질환은 주로 신체가 너무 산성이라는(즉 pH 균형이 깨짐) 데 기인한다는 일부 추측이 있다. 그 결과 이러한 산이 뼈와 연골을 포함해 신체의 많은 부위를 손상시킨다. 이 두 질환 간의 연계성에 관한 우리의 이론은 다르지만 잘 뒷받침되어 있으며, 사실 이 이론이 의학 전문가에 의해 주요 출판물에 공표된 것은 이 책이 처음이다.

> 골다공증과 골관절염의 공동 연결고리는 둘 다 주로
> 비타민 D의 만성 결핍으로 생긴다는 것이다

파워 뉴트리언트의 비타민 D에 관한 장에서 아주 자세히 논의하겠지만,

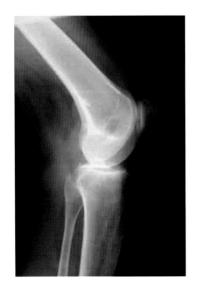

이전에 보잘 것 없었던 이 비타민은 슈퍼스타가 되었다. 당신은 이 영양소를 '건강한 이와 건강한 뼈' 비타민으로 알고 있는데, 이는 비타민 D가 골 무기질침착, 성장 및 복구에 필요한 칼슘과 인을 흡수하는 인체의 능력을 증가시키기 때문이다. 그러나 새로운 연구에서 비타민 D는 일종의 경이로운 약물인 것으로 나타났다. 새 연구는 비타민 D가 암 위험을 감소시키고, 남성에서 심장발작을 일부 예방하며, 8년에 걸쳐 모든 원인으로 인한 사망률을 감소시킨다고 하고, 터프츠대학이 2009년 공개한 연구에서는 공복 혈당치의 저하 및 인슐린 민감성의 개선과 연관이 있는 것으로 보인다. 심지어 비타민 D가 면역계 질환, 결핵 같은 감염과 아마도 정신분열병 등 정신병도 예방할 수 있다고 하는 연구도 있다.

그러한 목록에 골관절염과 골다공증을 추가하라. 이는 점증하는 과학적 증거의 뒷받침을 받고 있다.

- 터프츠 뉴잉글랜드 의료센터의 연구는 비타민 D의 수치가 낮으면 이미 골관절염을 지닌 사람들에서 무릎 통증을 증가시키고 보행곤란을 유발할 수 있다고 밝혔다.
- 하버드의대의 연구에 따르면, 고관절 골관절염으로 인해 수술을 받는 여성들 가운데 골다공증과 비타민 D의 결핍을 보이는 비율이 상당하다.
- 1996년 〈내과학보(AIM)〉에 발표된 연구는 556명의 환자를 대상으로 하였는데, 낮은 수치의 비타민 D가 골극 형성, 연골 소실 등 골관절염 위험의 증가와 관련이 있음을 시사한다.
- 여러 연구들이 비타민 D가 염증을 감소시킨다고 시사한다. 미시간 관

절염연구소의 제임스 다우드(James Dowd) 박사는 자신의 환자들에게 고용량의 비타민 D를 처방해 통증이 감소하고 가동성이 증가하는 등 놀라운 결과를 보았다고 한다.

· 보스턴대학이 2004년 발표한 연구는 비타민 D의 결핍이 중증 무릎 골관절염의 위험을 증가시키는 것으로 보일 뿐만 아니라 비타민 D의 수치를 증가시키면 무릎 골관절염 환자들의 근력과 신체 기능이 향상된다고 밝혔다.

얼마 전부터 비타민 D, 칼슘, 인과 마그네슘의 결핍이 골다공증 위험을 증가시키는 것으로 알려져 왔다. 그러나 비타민 D는 또한 골관절염의 발생에 관여하는 한 요인이다. 이 영양소를 충분히 섭취하지 않으면 골관절염 위험이 증가한다. 충분한 양을 섭취해 그러한 위험을 감소시키도록 하라.

연령, 흡연, 과음, 좌식 생활습관과 유전력이 모두 골다공증과 골관절염의 위험요인이다. 그러나 비타민 D는 인과관계의 간격을 메우는 영양적인 공동 연결고리인 것으로 보이고 두 질환을 예방하거나 중증도를 완화할 수 있는 단일의 치료방법을 제시한다.

골 기능장애 증후군의 예방

우리는 일부 골다공증약의 위험을 언급하였으며, 관절염약도 나름대로 위험이 있다. 이부프로펜(ibuprofen), 나프록센(naproxen) 등 비스테로이드성 항염제(non-steroidal anti-inflammatory drug, NSAID)라는 흔한 많은 진통제는 남성에서 혈압 상승과 관련이 있으며, 아스피린은 위 장애 및 출혈을 유발할 수 있다. 바이옥스(Vioxx)와 쎄레브렉스(Celebrex) 같은 처방용 진통제는 심장발작 등 심혈관 유해사건(adverse cardiovascular event) 위험의 증가와 관련이 있다.

다행히도 이러한 골 기능장애를 예방하며 일부 경우에는 그 중증도를 완화하고 심지어 그 진행을 되돌릴 수 있는 전인적, 전신적 대안이 있다. 생활습관의 관점에서 가장 중요한 권고는 운동을 하고 체중을 조절하는 것이다. 운동은 뼈를 자극해 새로운 뼈를 형성하게 하고, 이환 관절 주위의 근육을 강화하고, 관절 염증과 그에 따른 통증의 완화를 돕고, 또 인체의 자연스런 윤활액 공급을 보충한다. 아울러 운동은 관절에 압박을 증가시킬 수 있는 체중 증가의 방지에 도움이 된다.

근력 훈련, 특히 등과 척추의 근육을 동원하는 훈련은 구부정한 자세는 물론 척추 압박 골절의 예방도 도울 수 있다. 댄싱, 워킹과 계단 오르기 같은 체중부하 유산소 운동은 다리와 엉덩이 뼈에 작용해 골량을 증가시키고 골 소실을 예방한다. 그러나 당신이 할 수 있는 일은 여기에 그치지 않는다.

식사 변경

관절 염증을 유도하고 체중 증가를 촉진하는 단순당과 단순 탄수화물 같은 식품을 줄인다.

칼슘, 마그네슘과 비타민 D가 풍부한 식품, 즉 우유, 요구르트, 치즈, 두부, 정어리, 연어, 녹색 잎채소 등을 더 많이 먹는다.

파워 뉴트리언트 보조제

비타민 D: 만일 당신이 하루에 15분 정도 햇볕을 쬘 시간이 없다면, 보조제가 건강의 수많은 측면에 수많은 혜택을 제공하는 이 영양소를 충분히 섭취하는 훌륭한 방법이다. 일부 옹호자는 2,000IU(International Unit)이면 이 비타민의 효과를 모두 얻기에 충분하다고 말하며, 다른 일부는 골다공증, 골관절염, 암과 심장질환을 완전히 예방하는 효과를 보기 위해서는 최고 1만IU가 필요하다고 주장한다.

글루코사민: 이 영양소는 건강한 연골에서 발견되는 천연 화합물이며 흔히 콘드로이틴(chondroitin)과 함께 섭취한다. 임상시험들에서 나온 확실한 증거는 먹는 글루코사민 보조제가 특히 무릎 골관절염(대부분의 시험이 실시된 대상)에서 연골을 강화한다는 점을 보여준다.

오메가-3 지방산: 오메가-3 지방산은 장에서 칼슘의 흡수를 증가시키고, 소변으로 허비되는 칼슘의 양을 감소시키고, 뼈의 칼슘 수치를 증가시키고, 또 뼈의 강도를 개선한다.

증후군이 초래하는 비용

놀랍게도 비치명적인 골 기능장애 증후군의 관리와 치료에 드는 비용은 우리가 논의한 기타 어느 증후군보다도 더 많을 수 있다. 왜냐하면 이 증후군은 상당한 장애와 삶의 질의 손실을 유발하기 때문이다. 초래될 수 있는 비용을 일부 예로 들면 다음과 같다.

20년간 골 기능장애 증후군의 관리에 드는 가상적 총비용(보험회사가 부담하는 비용 제외)

골다공증약[1]	월 105달러, 20년간 25,200달러
양측 무릎 관절치환술[2]	21,600달러
발과 무릎 골절로 인한 2차례 입원[2]	28,900달러
이동 보조기: 휠체어, 스쿠터[3]	2,250달러 (20년간 3대로 가정)
가동성과 안정성을 위한 전형적 집안 재정비[4]	2,500달러
골 기능장애 증후군의 총비용	81,050달러

[1] Blue Cross/Blue Shield of Tennessee

[2] *Health Care Blue Book*

[3] http://www.scooter.com

[4] National Association of Homebuilders

운동을 충분히 하고 미네랄과 오메가-3 지방산을 섭취하는 것과 같은 조치가 관절 치환에 따르는 비용, 통증과 혼란보다 바람직하다는 데에는 이론의 여지가 없다. 다행히도 『파워 뉴트리언트 10』에서 논의한 기타 증후군처럼 골 기능장애 증후군도 적절히 영양소를 보충하고 균형을 회복시키면 잘 반응한다. 이는 노인과 비만인뿐만 아니라 많은 사람에게 가동성을 향상시키고 삶의 질을 개선할 수 있다는 희망을 제시한다.

이제 『파워 뉴트리언트 10』의 제3부로 넘어가자. 제3부에서 우리는 10가지 파워 뉴트리언트를 심층적으로 살펴보면서 이들이 왜 중요하고 최적의 건강과 바이오웰스를 위해 이들을 어떻게 사용해야 하는지를 설명할 것이다.

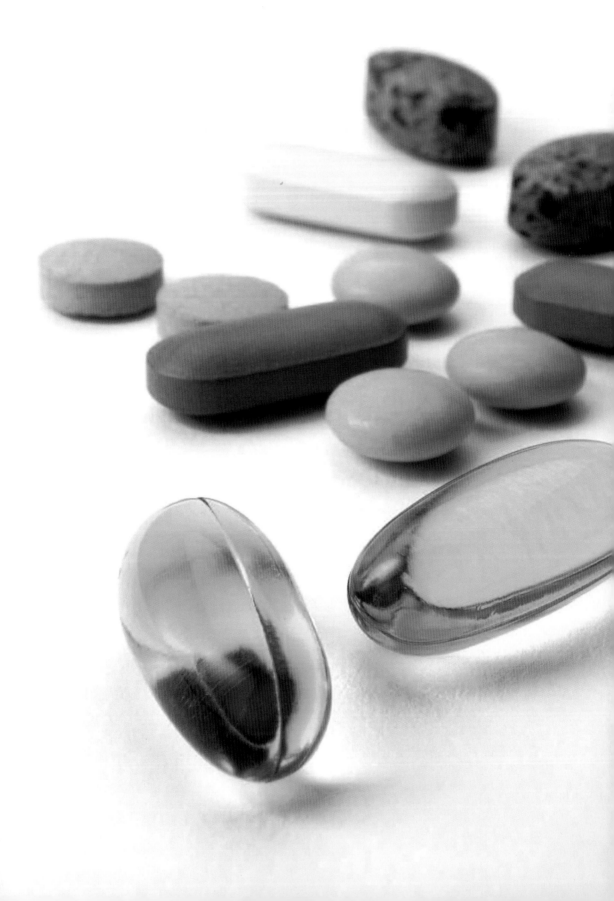

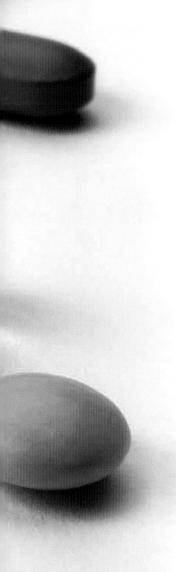

| 제 3 부 |

파워 뉴트리언트

POWER NUTRIENTS

제 7 장

알파 리포산(Alpha Lipoic Acid)

영양소의 특성

◇ 수용성 및 지용성 항산화물질이다.

◇ 탄수화물을 에너지로 전환하는 데 관여한다.

◇ 혈당 대사와 인슐린 민감성(insulin sensitivity)의 개선을 돕는다.

◇ 독일에서 당뇨병성 신경병증의 치료에 약물로 승인됐다.

알파 리포산만큼 인체에 많은 효과를 제공하면서 잠재적인 부작용이 적은 분자도 드물다. 알파 리포산은 모든 세포에서 발견할 수 있는 지방산이며, 그 기본적 기능은 인체가 포도당을 유용한 에너지로 전환하도록 도와 인체의 정상적 기능에 힘을 부여하는 것이다. 그러나 우리가 알아냈듯이 알파 리포산은 이보다 훨씬 더 많은 역할을 한다.

알파 리포산은 음식 산화, 스트레스와 오염으로 인해 발생하는 짝이 없는 외짝 전자(rogue electron)를 중화하고 이러한 전자가 건강한 세포를 손상시키지 않게 하는 강력한 항산화물질이기도 하다. 하지만 알파 리포산의 독특한 점은 흔한 항산화물질인 비타민 C 및 E와 달리 물과 기름에서 다 기능한다는 것이다. 한층 더 인상적인 점은 비타민 C와 글루타티온(glutathione) 같은 항산화물질이 위험한 프리 라디칼(free radical)을 막아내 그 효능을 다한 후에 알파 리포산이 이와 같은 항산화물질을 재생시키는 능력을 보유하는 것으로 보인다는 점이다. 이에 따라 기타 항산화물질의 정상적인 섭취가 훨씬 더 효과를 발휘할 수 있다. 마지막으로, 알파 리포산은 글루타티온의 전구물질이고 이 항산화물질의 체내 수치를 증가시키도록 돕는다.

과학자들은 1970년대 미국 국립보건원(NIH)이 실시한 실험에서 알파 리포산의 효능을 처음으로 발견했다. 연구자들은 급성 중증 간 손상을 지닌 사람 79명에게 알파 리포산을 정맥내로 투여하였는데, 그들 중 75명이 간 기능을 완전히 회복했다. 동 연구팀은 알파 리포산이 유전자의 발현을 변경시키는 능력을 이용해 췌장암과 림프종을 성공적으로 치료하였으며, 한 환자의 경우에는 생존을 연장시키고 암 징후와 증상을 완전히 되돌리기도 했다.

용도

◇ 강력한 항산화물질이다.

◇ 대사 촉진물질이다.

◇ 혈당 대사와 인슐린 민감성을 유지한다.

◇ 운동 수행능력을 돕는다.

◇ 비만, 2형 당뇨병과 심혈관 질환의 치료를 지지한다.

알파 리포산의 효능

노화 효과의 완화

노화의 주요 측면은 프리 라디칼이 유발하는 산화 스트레스로 인한 세포 손상이다. 항산화물질은 프리 라디칼에게 전자 하나를 공여해 이 위험한 분자를 제거함으로써 프리 라디칼의 산화 손상을 막는다. 알파 리포산은 가장 강력하고 효능이 다양한 항산화물질의 하나이다. 이 영양소가 수용성 및 지용성 환경에서 모두 기능할 수 있다는 것은 인체 세포의 모든 부분에 접근해 프리 라디칼을 중화할 수 있다는 의미이다.

기타 연구는 산화가 음식을 에너지로 전환하는 일을 담당하는 세포 소기관인 미토콘드리아를 손상시킨다고 한다. 미토콘드리아의 손상은 노화와 암, 심혈관 질환, 당뇨병, 면역계 부전 및 인지장애 같은 퇴행성 질환을 일으키는 주요 요인이다. 아미노산인 아세틸-L-카르니틴(acetyl-L-carnitine)과 함께 알파 리포산을 섭취하면 노인들에서 미토콘드리아의 퇴행을 되돌리고 몸의 에너지 전환 기능을 젊었을 때와 비슷한 수준으로 회복시킬 수 있는 것으로 보인다. 다시 말해 알파 리포산은 사실상 핵심적인 노화 효과의 일부를 되돌릴 수 있다.

당뇨병

췌장에서 생성되는 인슐린은 포도당과 필수 아미노산을 신체 세포로 수송하도록 돕고, 그러면 세포 내에서 이들은 유용한 에너지로 전환될 수 있다. 그러나 당뇨병이나 인슐린 저항성(insulin resistance)이 생기면 높아진 체내 혈당치가 이러한 수송의 효율을 감소시켜(아울러 인슐린의 효과가 떨어지기 때문에) 더 많은 인슐린을 생성하라고 췌장에 가해지는 압박이 커진다. 인슐린 저항성을 가진 전당뇨병 환자(pre-diabetic)에서 이와 같은 과정은 흔히 완전한 당뇨병을 부를 수 있다.

연구는 알파 리포산이 인슐린 저항성 세포에서 포도당의 흡수를 개선해 인슐린의 효과를 일부 회복시키는 것으로 보인다고 한다. 유럽 연구자들은 평균 53세인 성인 비만자 및 2형 당뇨병 환자 12명을 대상으로 알파 리포산 600mg을 매일 2회 4주간 경구 투여해 치료했다. 대조군으로서 당부하검사(glucose tolerance test)가 정상인 환자 12명도 동일한 영양 보충을 받았다. 그랬더니 알파 리포산은 당뇨병 환자들에서 이토록 짧은 기간에 인슐린 민감성을 확실히 증가시켜, 당뇨병의 치료뿐만 아니라 예방에도 아주 유망한 결과로 받아들여졌다.

2형 당뇨병과 관련해 알파 리포산의 또 하나 중요한 용도는 말초 신경병증(peripheral neuropathy: 흔히 당뇨환자가 겪는 신경통, 무감각과 저림)에 있다. 독일 연구자들은 알파 리포산의 항산화 활동이 손상된 신경의 상태를 개선하고 추가 손상을 막을 수 있다는 사실을 발견했다. 당뇨병 환자 328명이 참여한 위약대조 연구에서 알파 리포산 600mg을 매일 정맥내로 주사해 치료하였더니 많은 환자에서 발의 통증, 작열감과 소양증 같은 흔한 증상이 완화된 것으로 나타났다.

대사증후군과 심장질환

이제 압도적인 증거에 따르면, 알파 리포산이 포도당을 보다 효율적으로 이용하도록 인체를 도울 수 있을 뿐만 아니라 내피(endothelium)의 적절한 기능을 지지할 수도 있다고 시사한다. 내피는 혈관의 세포 내막으로 혈액순환과 심혈관 건강을 향상시키는 일산화질소(nitric oxide, NO)를 방출한다.

또한 실험연구에 대해 최근에 실시된 분석에서는 알파 리포산이 혈압과 인슐린 저항성을 낮추고 콜레스테롤과 중성지방의 수치를 개선하며 체중을 조절함으로써 대사증후군을 이루는 여러 질환의 완화에 도움이 될 수 있는 것으로 나타났다. 아울러 관상동맥질환을 지닌 환자 36명을 대상으로 한 연구는 알파 리포산과 아세틸-L-카르니틴을 병용하면 혈압이 떨어지고 내피 기능이 개선된다고 밝혔다. 알파 리포산은 건강한 혈압과 혈관 건강의 지지에 강력한 보조제가 될 수 있다.

알파 리포산은 동맥이 경화되는 죽상경화증의 예방에도 유용할 수 있다는 가능성이 제기된다. 과학자 26명으로 구성된 그룹은 알파 리포산 요법이 쥐에서 죽상경화증을 억제하는지를 연구하였으며, 이 영양소의 보충이 큰 혈관에서 죽상경화성 병변의 형성을 현저히 감소시킨다는 사실을 발견했다. 아울러 알파 리포산은 체중 조절에 일부 유익하다는 증거도 있다. 쥐를 대상으로 한 연구들에서 이 영양소의 보충은 몸이 지방을 축적하는 능력을 감소시키고 심지어 중성지방의 수치를 저하시킴으로써 당뇨병 위험도 감소시킬 수 있는 것으로 나타났다. 이 증거는 알파 리포산이 소위 좌식생활-염증 증후군을 예방하는 물질로서 잠재적으로 대단히 유익할 수 있음을 시사한다.

알츠하이머병과 파킨슨병

또한 알파 리포산은 인지기능과 뇌 건강에도 유익한 영향을 미치는 것으로 보인다. 이 영양소는 혈뇌장벽(blood-brain barrier, 많은 약물을 포함해 대부분의 물질이 생명 유지에 중요한 뇌 조직에 들어가지 못하게 하는 혈관 및 세포 층)을 통과해 뇌로 이동할 수 있다. 알파 리포산은 프리 라디칼에 의한 손상을 예방해 뇌 조직과 신경조직을 보호하는 것으로 생각된다.

아울러 이는 뇌에서 알츠하이머병의 주요 원인으로 여겨지는 베타 아밀로이드 반(beta amyloid plaque)의 축적을 예방할 수도 있다.

알츠하이머병 환자 43명을 대상으로 4년에 걸쳐 실시한 연구에서 연구자들은 알츠하이머병에 걸린 사람들에서 결핍되어 있는 필수 신경전달물질인 아세틸콜린(acetylcholine)과 함께 알파 리포산 600mg을 매일 보충하면 환자의 인지기능이 안정되고 질환 진행의 속도가 현저히 떨어진다는 사실을 발견했다. 기타 연구자들은 알파 리포산이 뇌에서 아세틸콜린의 생성을 증가시킬 수 있다고 밝혔다.

파킨슨병도 알파 리포산의 보충에 잘 반응할 수 있다. 초기 연구들은 알파 리포산이 산화 스트레스를 막을 수 있다고 하였는데, 이러한 스트레스는 파킨슨병에 의해 영향을 받는 뇌 부위인 흑질(substantia nigra)의 신경세포를 손상시켜 이 질환에서 관찰되는 많은 운동장애를 유발할 수 있다. 글루타티온의 수치를 증가시키고 미토콘드리아를 보호함으로써 알파 리포산은 신경조직에 대한 손상을 감소시키고 향후 손상을 막는 것으로 보인다.

시력

여러 연구에서 알파 리포산은 눈의 항산화 효소를 증가시켜 산화 손상을 막고 백내장의 발생을 억제하는 것으로 밝혀졌다. 개방각 녹내장(open angle glaucoma)을 앓는 환자들을 참여시킨 연구에서 알파 리포산을 매일 보충한 그룹은 보조제를 투여받지 않은 대조군에 비해 시력기능이 개선됐다. 마지막으로, 동물연구들은 알파 리포산과 비타민 E를 병용하면 망막색소변성(retinitis pigmentosa)의 발생을 신호하는 망막세포의 사멸을 막는 것으로 보인다고 암시한다.

영양소의 관련성

연구는 알파 리포산이 비타민 C 및 E 등 일부 항산화물질에 '절약 효과(sparing effect)'를 발휘할 수 있다고 한다. 이들 항산화물질이 세포 수준에서 프리 라디칼을 중화하는 효능을 다한 후에도 알파 리포산은 이들 분자를 재충전해 보호 작용을 계속할 수 있도록 한다. 또한 변형 아미노산인 아세틸-L-카르니틴도 알파 리포산과 협력한다.

상호작용

알파 리포산은 아주 안전하나, 포도당 대사를 촉진할 수 있기 때문에 당뇨병 약물과 병용할 경우에는 적절히 사용해야 한다.

보충 권장량

· 항산화 보호를 위해 일일 20~50mg
· 당뇨병과 심혈관 기능장애에 일일 300~600mg

제 8 장

아미노산(Amino Acids)

영양소의 특성

◇ 모든 단백질의 기본 구성성분이다.

◇ 일부는 생물학적 과정에 의해 만들어질 수 있으며, 일부는 식사나 영양 보충을 통해 공급해야 한다.

◇ 체내에서 합성되지 않는 아미노산은 필수 아미노산이라 하고 음식에서 섭취해야 한다.

◇ 필수 아미노산에는 라이신(lysine), 페닐알라닌(phenylalanine), 트립토판(tryptophan) 등이 있다.

◇ 비필수 아미노산으로는 알라닌(alanine), 아르기닌(arginine), 아스파라긴(asparagine), 아스파르트산(aspartate), 시스테인(cysteine), 글루타민(glutamine), 글리신(glycine), 히스티딘(histidine), 프롤린(proline) 등이 있다.

인체는 아미노산으로 이루어져 있다. 이 유기화합물은 생명의 기본 구성성분으로, 결합되어 펩티드 및 폴리펩티드 사슬을 이루어 단백질을 형성하고 단백질은 다시 근육, 장기, 뇌 등을 이룬다. 최적의 건강은 필수 아미노산을 규칙적으로 또 일정하게 섭취해 몸에 연료를 재공급하는 데 상당 부분 달려 있다고 해도 놀랄 일은 아니다.

인체는 약 20종의 표준 아미노산을 거의 무한대의 조합으로 사용해 수만 가지 서로 다른 단백질을 합성하고 이들이 몸을 형성한다. 게다가 수백 종의 비단백질성 아미노산(non-protein amino acid, 아미노산의 일종이지만 단백질 합성에 참여할 수 없는 아미노산)이 자연계에서 발견되며, 신경전달물질인 GABA와 같이 이들도 중요한 역할을 한다. 아울러 많은 아미노산이 기타 분자의 합성에 사용된다. 제5장에서 설명하였듯이 트립토판은 신경전달물질인 세로토닌의 전구물질(precursor)이다.

인체가 사용하는 20종의 핵심 아미노산 가운데 일부는 인체가 만들 수 있지만 일부는 식사나 영양 보충을 통해 공급해야 한다. 체내에서 합성되지 않는 아미노산은 필수 아미노산이라 하고 식품 또는 식이 보조제에서 섭취해야 한다.

많은 사람이 비타민 및 미네랄 정제로 영양을 보충하고 그보다 적은 사람이 허브 또는 오메가-3 지방산과 같은 필수 영양소를 보충한다. 그러나 특정 아미노산이 부족할 경우에 건강에 미칠 수 있는 영향을 알고 있거나, 아미노산을 보충해야 한다든지 혹은 그렇게 하는 것이 가능한지를 알고 있는 사람은 비교적 드물다.

한층 더 문제가 되는 것은 소아인 경우에 비필수 아미노산인 시스테인(cysteine), 타우린(taurine), 티로신(tyrosine), 히스티딘(histidine)과 아르기닌(arginine)이 준필수 아미노산(semi-essential amino acid, 비필수 아미노산의 일종이지만 기타 아미노산에서 합성되거나 어린이 또는 특정 질환자에게 필요해 외부에서 공급해주어야 하는 아미노산)이 된다는 점이다. 왜냐하면 소아의 신체는 이들 분자를 합성하는 능력이 아직 완전히 발달되어 있지 않기 때문이다.

예를 들어, 아르기닌을 보충하면 체내에서 일산화질소의 생성이 증가해

혈관을 확장시키고, 혈압을 저하시키고, 콜레스테롤의 축적을 방지하고, 또 심장질환을 예방하는 것으로 알려져 있다. 이 때문에 영양소 결핍 증후군의 만성적 효과에 대처하려는 우리에게 그러한 영양소가 아주 중요하며, 그래서 아미노산의 보충이 건강 최적화에 우선사항이 되는 것이다.

> **용도**
>
> 다양한 아미노산은 광범위한 기능을 수행해 여기서 그 용도를 모두 나열할 수는 없다. 대신 우리는 영양소 결핍 증후군을 예방하기 위한 영양 보충의 관점에서 일부 가장 중요한 아미노산의 주요 효능을 제시할 것이다.

아미노산의 효능

우리가 가장 중요한 아미노산이라고 생각하는 영양소를 최적 용량으로 보충하면 다음과 같이 신체에 긍정적 효과가 나타날 수 있다.

아르기닌(Arginine)

인체는 아르기닌을 생성할 수 있으나, 최상의 효과를 보일 정도로 충분한 양은 아니다. 영양이 나쁘거나 특정한 신체 질환을 앓는 사람은 식사를 아르기닌으로 보충하거나 아르기닌을 함유하는 식품의 섭취를 늘리도록 추천한다.

아르기닌은 상처 치유, 암모니아의 체외 배설, 면역기능 지지와 호르몬 분비에 중요한 역할을 한다. 아르기닌은 일산화질소의 합성에 유일한 전구물질이며, 우리가 설명하였듯이 일산화질소는 혈압 개선, 나쁜 콜레스테롤의 저하와 심혈관계 건강의 향상에 기여한다. 2008년 〈영양저널(Journal of Nutrition)〉에 발표된 연구는 아르기닌이 쥐에서 지방을 감소시키고 근량(muscle mass)을 증가시켰다고 밝혀, 이 영양소를 비만 조절에 사용할 수도 있는 성과로 주목된다.

아르기닌의 경구 섭취에 따른 기타 효과와 효능은 다음과 같다.

· 가장 중요한 항노화 호르몬의 분비를 자극한다.
· 면역기능을 개선한다.
· 손상, 특히 뼈의 치유기간을 단축한다.
· 심장질환 위험을 감소시킨다.
· 근량을 증가시킨다.
· 체지방을 감소시킨다.
· 인슐린 민감성을 개선한다.
· 혈압을 낮춘다.
· 정자의 생성 및 가동성을 개선해 남성 불임을 완화한다.
· 생식기를 포함해 전신에 걸쳐 혈액순환을 증가시킨다.

티로신(Tyrosine)

티로신은 세포가 단백질을 합성하기 위해 사용하는 20종의 표준 아미노산 가운데 하나이다. 티로신이란 단어는 치즈를 의미하는 그리스어 'tyros'에서 유래하는데, 1846년 독일 화학자가 치즈의 단백질 덮개에서 이 아미노산을 처음으로 발견하였기 때문이다. 단백질의 구성성분이 되는 외에 티로신은 세포가 한 종류의 자극을 다른 것으로 전환하는 과정인 신호전달

(signal transduction)에 특수한 역할을 한다.

인간에서 티로신은 식품에서 유래하는 아미노산인 페닐알라닌(pheny-lalanine)으로부터 합성된다. 그런 다음 티로신은 부신에서 효소 반응을 통해 레보도파(levodopa)로 전환된다. 레보도파는 도파민, 에피네프린과 노르에피네프린 같은 필수 신경전달물질의 합성에 관여한다. 갑상선호르몬 T3 및 T4도 티로신에서 유래한다.

많은 연구에서 티로신은 스트레스, 피로, 과로 및 수면부족 상태일 때와 스트레스 호르몬의 수치가 상승되어 있을 경우에 유용한 것으로 밝혀졌다. 또한 연구는 스트레스 유발 체중 감소 면에서와 인지 및 육체 수행능력을 개선하는 능력 면에서 티로신의 역할을 살펴봤다. 티로신은 정상적인 상황에서 기분, 인지능력 또는 육체 수행능력에 유의한 영향을 미치지 않는 것으로 보인다.

트립토판(Tryptophan)

트립토판은 20종의 표준 아미노산 중 하나이자 식사로 섭취해야 하는 필수 아미노산이기도 하다. 트립토판은 다음과 같은 화합물의 생화학적 전구물질로 기능한다.

· 신경전달물질인 세로토닌은 트립토판으로부터 세로토닌 합성 효소 (tryptophan hydroxylase, TPH)에 의해 생성된다. 세로토닌은 다시 멜라토닌으로 전환될 수 있다.
· 니아신(niacin)은 트립토판으로부터 합성된다.

일부 초기 연구는 트립토판이 상처 치유에 어느 정도 역할을 할 수 있다고 시사한다. 호주 뉴사우스웨일스주에 있는 발메인병원(Balmain Hospi-tal)이 실시해 2008년 발표한 소규모 연구는 상처로 내원한 환자들의 89%에서 트립토판(아울러 또 다른 아미노산인 히스티딘)이 결핍되어 있었다고 밝혔다.

많은 사람이 아마도 마음을 진정시키는 신경전달물질인 세로토닌의 수치를 증가시키는 능력 때문인지 트립토판을 안전하고도 상당히 효과적인 수면 보조제라고 본다. 또한 세로토닌은 어둠에 반응해 송과선(pineal gland)에서 분비되는 수면유도 호르몬인 멜라토닌의 생성에 필수적이다. 임상연구는 트립토판이 수면 보조제로 효과적이고 월경전불쾌장애(premenstrual dys-phoric disorder), 계절성 정동장애(seasonal affective disorder, 어두운 겨울철로 접어들면서 일어나는 변화에 반응해 우울증 증상을 겪는 장애) 등 흔히 낮은 세로토닌 수치와 관련이 있는 기타 다양한 질환에도 유효하다는 사실을 확인하고 있다. 특히 트립토판은 천연 항우울제로 유망함을 증명했다.

타우린(Taurine)

조건부 필수 아미노산인 타우린은 소화액인 담즙의 주요 성분이며 인체의 기타 조직에서는 적은 양으로 발견된다.

실험실 동물을 대상으로 이루어진 연구는 타우린의 여러 생리적 역할을 입증했다. 비만 쥐는 타우린의 수치가 감소되어 있어, 체중 증가를 초래하였을 수도 있는 한 요인으로 주목된다. 또한 당뇨 쥐에 대한 연구에서는 타우린 수치를 증가시키면 체중과 혈당이 감소하는 것으로 나타났다. 아울러 최근 연구는 당뇨환자들에서 타우린 수치의 상승이 신경 혈류 및 운동신경 전도의 장애에 영향을 미치고(아마도 장애를 되돌리고) 신경기능을 개선할 수 있다고 한다. 동물연구에 따르면, 타우린은 중추신경계에서 조절물질 또는 항불안물질로 작용할 수 있다. 타우린이 격렬한 운동에서 근육 피로를 완화하고 운동능력을 향상시킨다는 연구 결과가 부분적으로 영향을 미쳐, 근년에는 타우린을 기타 경기력 향상 영양소와 병용하여 왔다.

라이신(Lysine)

라이신은 필수 아미노산이자 체내 모든 단백질에 필요한 구성성분이다. 라이신은 칼슘 흡수, 근육 단백질의 형성, 수술이나 스포츠 손상으로부터의 회복과 인체의 호르몬, 효소 및 항체 생성에 주요 역할을 한다. 또한 라이신은 바이러스의 성장을 억제할 수 있기 때문에 단순포진(herpes simplex) 감염 환자들에게 매우 유익하다.

놀랄 것 없이 이렇게 중요한 분자가 결핍되면 근육 및 결합조직 손상, 피로, 집중곤란, 탈모, 빈혈 등 일부 심각한 증상이 초래된다.

시스테인(Cysteine)

비록 비필수 아미노산으로 분류되지만, 시스테인은 유아, 노인과 특정 대사성 질환을 지닌 사람 또는 흡수장애증후군(malabsorption syndrome)을 앓는 사람에게는 필수일 수 있다. 아미노산인 메티오닌(methionine)이 충분한 양으로 이용 가능할 경우에 시스테인은 대개 정상적인 상태에서 인체에 의해 합성될 수 있다.

시스테인은 강력한 해독물질이고 대개 아스파르트산(aspartic acid) 및 시트룰린(citrulline)과 협력해 몸이 알코올 섭취와 흡연에 의해 생성된 독소로부터 회복되도록 돕는다. 이 영양소의 항산화 특성은 흔히 트리펩티드인 글루타티온(glutathione)의 형태를 취하며, 이 물질은 시스테인으로부터 합성된다. 글루타티온은 체내에서 3가지 중요한 기능을 수행한다.

- 면역계를 강화한다.
- 신체의 주요 항산화물질로 작용한다.
- 기타 항산화물질의 기능을 감독하고 비타민 E 및 C와 같은 분자가 세포 산화 손상을 예방하는 효과를 증진시키도록 돕는다.

시트룰린(Citrulline)

시트룰린은 요소회로(urea cycle)의 중심 과정들 중 하나에서 오르니틴(ornithine)으로부터 만들어진다. 시트룰린이란 이름은 수박을 의미하는 라틴어 'citrullus'에서 유래하며, 이러한 수박에서 1930년 처음으로 분리됐다.

시트룰린은 경기력을 향상시키는 효과를 보이고 근육 피로를 감소시키는 것으로 나타났다. 이 영양소는 체내 질소평형(nitrogen balance)을 유지하고 대사를 지지하는 데 관여하는 고도로 전문화된 아미노산이다. 그러나 시트룰린의 주요 효능은 일산화질소를 생성하는 강력한 아미노산인 아르기닌으로 전환될 수 있고 이렇게 생성된 일산화질소가 다시 혈관을 확장해 심혈관 건강에 기여한다는 것이다.

카르니틴(Carnitine)

카르니틴은 비타민 C에 의존하는 과정에서 주로 간과 신장에서 아미노산인 라이신과 메티오닌으로부터 생합성된다. 세포에서는 지방산을 미토콘드리아로 수송하는 데 필요하며, 그러면 미토콘드리아는 에너지를 생성한다.

인체의 노화과정에서는 세포 내 카르니틴의 농도가 감소해 다양한 조직에서 지방산 대사에 영향을 미친다. 카르니틴의 수치가 떨어지면 뼈가 특히 영향을 받는데, 뼈에서는 골량을 유지하기 위해 조골세포가 계속 기능해야 하기 때문이다. 폐경 여성에게 카르니틴을 투여하면 오스테오칼신(osteo-calcin, 조골세포에서 생성되는 단백질로 흔히 골 형성의 생체표지자로 사용된다)의 혈청 농도가 증가해 골밀도의 개선에 도움이 될 수 있다.

또한 카르니틴은 체내에서 상당한 항산화 작용을 유발해, 특히 심장근육과 내피에서 세포막에 대해 보호 효과를 제공한다. 아울러 카르니틴은 2형 당뇨병 환자에서 포도당의 이용, 저장, 산화와 사용을 개선한다.

테아닌(Theanine)

테아닌(gamma-glutamylethylamide, 즉 5-N-ethyl-glutamine)은 녹차에서 흔히 발견되는 글루탐산(glutamic acid) 유사체 또는 아미노산 유도체이다. 테아닌은 기타 많은 진정제에서 보이는 진정 효과 없이 스트레스와 불안을 완화하는 데 사용할 수 있다. 과학적 증거는 테아닌이 뇌에서 알파파의 생성을 자극해 마음을 느긋하게 하지만 정신을 차리도록 하고 졸지 않게 한다는 점을 보여준다. 또한 테아닌은 몸이 도파민, GABA와 트립토판 같이 마음을 진정시키는 기타 아미노산을 생성하도록 돕는다. 마음을 진정시키는 보조제란 점에서 예측 가능한 효과이지만, 테아닌은 상승된 혈압을 저하시킬 수도 있다. 스트레스성 장애의 관리에 있어 테아닌은 가장 효과적인 아미노산의 하나이다.

영양소의 관련성과 상호작용

우리는 신체의 수많은 시스템들에 작용하고 엄청난 범위의 기타 분자들과 상호작용하는 수많은 아미노산을 다루고 있기 때문에, 가능한 관련성과 상호작용을 모두 거론하는 것은 공간적으로 불가능하다. 아미노산과 기타 영양소들의 관련성이나 가능한 약물 또는 보조제 상호작용에 대해 더 알고 싶으면 www.healthiswealththebook.com을 방문하기 바란다.

보충 권장량

- **아르기닌**: 최적의 심혈관 건강을 위해 일일 5,000~8,000mg
- **티로신**: 정신적 및 육체적 향상을 위해 그리고 우울증에 일일 1,000mg
- **트립토판**: 불면증과 우울증에 일일 500~4,000mg
- **타우린**: 심혈관 및 대사 지지를 위해 일일 2,000mg
- **라이신**: 면역 개선을 위해 일일 1,000~2,000mg
- **시스테인**: 항산화 지지를 위해 일일 250~1,500mg
- **시트룰린**: 최적의 심혈관 건강을 위해 일일 500~2,000mg
- **카르니틴**: 대사 지지를 위해 일일 1,000~2,000mg
- **테아닌**: 마음을 진정시키는 효과를 위해 일일 100~400mg

제 9 장

항산화물질(Antioxidants)

영양소의 특성

◇ 항산화물질은 짝이 없는 전자를 가져 세포 구조물을 손상시킬 수 있는 프리 라디칼과 자신의 전자가 짝을 이루도록 해 이 유해산소를 중화시키는 분자이다.

◇ 항산화물질은 노화, 암, 당뇨병, 심혈관 기능장애와 알츠하이머병을 예방할 가능성이 있는 물질로 생각된다.

◇ 항산화물질은 혈관을 확장시키는 일산화질소의 효과를 증진시켜 건강한 내피에 기여하고 이는 다시 심혈관 기능장애의 예방에 도움이 된다.

◇ 항산화물질은 블루베리, 아사이 베리(açai berry, 브라질 아마존의 열대우림에서 자생하는 아사이 야자수의 열매), 사과, 석류, 딸기, 체리, 자두, 고구마, 당근, 피칸(pecan)과 녹차 같은 식품에 풍부하다.

항산화물질은 세포 손상과 질환을 예방하는 능력으로 인해 우리가 이용할 수 있는 가장 강력한 영양 보조제일 수 있다. 녹차와 주스에서 다크 초콜릿(dark chocolate)에 이르기까지 소비자용 식품은 라벨에서 항산화물질의 함량을 홍보한다.

아미노산인 아르기닌도 항산화물질에 의해 효과가 증진된다. 항산화물질은 산화 손상을 예방할 뿐만 아니라, 혈압을 낮추고 동맥을 유연하게 유지하도록 도우며 콜레스테롤을 감소시키는 화학물질인 일산화질소로부터 심혈관계가 더 큰 효과를 보게 돕는다.

항산화물질의 주요 식이 공급원은 다양한 색깔의 과일 및 채소(특히 베리, 사과와 자두), 피칸과 같은 일부 견과, 콩(bean), 차, 커피, 코코아 함량이 높은 다크 초콜릿과 적포도주이다.

용도

이 장에서는 다음과 같은 4가지 주요 항산화물질에 초점을 둔다.

◇ 비타민 E(tocopherol): 혈구와 헤모글로빈 형성, 생식, 프리 라디칼 방어, 콜레스테롤 산화 감소, 면역기능

◇ 비타민 C : 콜라겐 생성, 철분 흡수, 프리 라디칼 방어

◇ 아연: 면역계 유지, 생식, 혈액응고 기전, 갑상선 기능

◇ 셀레늄: 수많은 대사경로, 프리 라디칼 방어 및 면역기능의 지지

항산화물질의 효능

항산화물질은 심혈관 질환, 신경과 질환, 일부 암, 황반변성(실명의 주요 원인) 및 면역질환 위험의 감소와 연관이 있어 왔고 기대수명의 증가를 가져올 수도 있다.

중년 참여자 72명을 대상으로 실시되어 〈미국임상영양저널(AJCN)〉에 발표된 연구의 결과를 보면, 모듬 베리를 매일 한 컵 이하로만 8주간 섭취하였는데도 좋은 HDL 콜레스테롤의 수치가 올라갔고 혈압이 내려갔다. 심혈관 건강을 향상시키는 요인들 중 2가지가 개선된 것이다. 이 모듬 베리에는 딸기, 적색 라즈베리, 빌베리(bilberry), 블랙커런트(black currant), 링건베리(lingonberry)와 초크베리(chokeberry)가 섞여 있었다. 위와 같은 효과를 제공한 것은 바로 다양한 폴리페놀(polyphenol: 안토시아닌[anthocyanin], 엘라그산[ellagic acid] 등 건강을 향상시키는 식물성 화합물)일 수 있다. 폴리페놀도 일산화질소의 수치를 증가시키는 것으로 생각된다. 이 외에도 다음과 같은 효과가 있다.

- 게인즈빌 소재 플로리다대학에서 실시된 연구는 항산화물질의 보충이 비만과 당뇨병에 의한 혈관 손상을 감소시키는 데 효과적일 수 있다고 했다.
- 옥스퍼드대학에서 70~74세 노인들을 대상으로 이루어진 연구는 플라보노이드가 풍부한 초콜릿, 커피 및 차의 섭취를 증가시킨 사람들은 그렇지 않은 사람들보다 인지기능이 더 좋았다는 점을 발견했다. 이제 이러한 종류의 연구를 접하고 사람들이 연구에 참여하려고 줄을 서고 있다.
- 아테네농업대학(AUA) 식품과학공학과가 실시한 또 다른 연구는 적포도주와 '녹색' 올리브원유(raw green olive oil, 지중해식 식사의 주요 음식으로 둘 다 항산화물질이 풍부함)를 다량으로 섭취한 사람들에서 내피 기능이 개선되었다고 밝혔다.

레스베라트롤(resveratrol, 즉 trans-resveratrol)은 항산화 작용을 하는 파이토알렉신(phytoalexin)이다. 파이토알렉신은 식물이 세균이나 곰팡이 같은 병원체의 공격을 받으면 자신을 방어하기 위해 생성하는 항균성 물질이다. 발표된 연구들은 레스베라트롤이 장수의 유지에 가장 효과적인 식물성 추출물들 중 하나일 수 있다고 시사한다. 레스베라트롤은 붉은 포도의 껍질에서 발견되고 적포도주의 성분이며, 프렌치 패러독스(French Paradox)를 설명하는 항산화 성분의 하나일 수 있다. 프렌치 패러독스는 프랑스인들이 포화지방이 비교적 풍부한 식사를 하면서도 관상동맥 심장질환의 발병률이 상대적으로 낮은 현상을 말한다.

주요 항산화물질의 중요한 식이 공급원은 다음과 같다.

- 당근과 녹색 잎채소: 카로티노이드(carotenoid)
- 베리: 안토시안(anthocyan)
- 사과, 감귤류와 차: 플라보노이드(flavonoid)
- 식물성 기름, 견과와 아보카도: 토코페롤(tocopherol)
- 적포도주와 붉은 포도: 레스베라트롤(resveratrol, 특별히 강력한 항산화물질)
- 다크 초콜릿: 에피카테킨(epicatechin)
- 녹차, 계피와 강황(turmeric): 카테킨(catechin)
- 무와 겨자: 이소티오시안산(isothiocyanate)
- 감귤류와 딸기: 비타민 C(Vitamin C)
- 브로콜리와 싹양배추(brussels sprout): 인돌(indole)

영양소의 관련성

항산화물질은 광범위하고 그 수가 증가하는데다 식품도 수많아 여기서 영양소 상호작용의 가능한 조합을 모두 반영하기란 불가능하다.

더 자세한 정보를 얻으려면 www.healthiswealththebook.com을 방문하기 바란다.

상호작용

주: 처방약 및 일반약과 이 장에서 소개한 항산화물질이 일으키는 상호작용의 대다수는 체내 항산화물질의 수치를 감소시키지만, 이러한 반응이 본질적으로 위험한 것은 아니다. 그러나 만일 당신이 다음과 같은 약물을 사용하고 있다면, 항산화물질을 보충하기 전에 의사와 상담해야 한다.

- 일부 콜레스테롤 저하제는 비타민 E의 수치를 감소시킬 수 있다.
- 아스피린 및 비스테로이드성 항염제(non-steroidal anti-inflammatory drug, NSAID)는 비타민 C와 상호작용해 체내 비타민 C의 수치를 감소시킬 수 있다.

보충 권장량

- 비타민 E(d-alpha tocopherol/mixed tocopherols): 일일 800 ~1,000IU
- 비타민 C: 일일 1,000~2,000mg
- 아연: 일일 15~30mg
- 셀레늄: 일일 200mcg

제 10 장

피콜린산 크롬(Chromium Picolinate)

영양소의 특성

◇ 1959년 크롬은 인슐린 호르몬을 적절히 기능할 수 있도록 하는 원소로 처음 확인됐다.

◇ 정제당, 흰 밀가루와 운동 부족은 체내 크롬의 수치를 고갈시킬 수 있다.

◇ 크롬은 제지방근량(lean muscle mass)의 유지와 체지방의 소실을 촉진해 체중 관리를 보조한다.

◇ 최근 연구는 피콜린산 크롬이 탄수화물이 풍부한 식품에 대한 갈망(craving)을 감소시키는 데 도움이 될 수 있다고 시사한다.

크롬은 체내에서 탄수화물, 지방과 단백질(식사를 구성하는 3대 영양소)의 대사 및 저장에 관여한다. 피콜린산 크롬은 생체이용률이 높은 크롬의 한 형태로 1959년 처음으로 확인되었고 인슐린의 기능 향상에 도움이 되는 것으로 생각됐다. 당뇨환자나 인슐린 저항성을 지닌 사람에서 인슐린은 포도당을 수송하는 효과가 떨어져 결국 췌장 기능에 장애를 일으킨다.

그간 크롬에 대해서는 주장이 많았으며, 필수 미네랄로 남아 있지만 아직 간과되고 있는 상태이다. 연구에서는 체중 감량 및 전반적 건강과 관련해 효과가 있는 것으로 밝혀졌다. 크롬은 피콜린산 크롬의 형태로 좀 더 살펴볼 필요가 있다.

용도

◇ 비만과 체중 관리

◇ 대사증후군과 2형 당뇨병의 치료

◇ 심혈관 기능장애의 치료

◇ 임상적 우울증 증상의 치료

◇ 여드름 치료

피콜린산 크롬의 효능

피콜린산 크롬은 건강 효과 면에서 인상적인 이력을 자랑할 수 있다. 많은 효과가 체력, 근육 발달 및 체중 감량과 관련이 있어, 체중을 줄이고 비만 위험을 낮춰 결국 심장질환을 일으킬 가능성이 저하된다. 이러한 효과의 대부분은 꼭 피콜린산 크롬이 아니라 크롬을 식사로 많이 섭취하는 것과 관련이 있는 듯하다. 그러나 피콜린산 크롬은 신체가 흡수하고 이용하기에 가장 쉬운 형태의 미네랄인 것으로 보인다.

허기와 칼로리 섭취의 감소

저널 〈당뇨병 기술과 치료(Diabetes Technology & Therapeutics)〉 온라인판에 발표된 무작위, 이중맹검, 위약대조 임상연구의 결과는 마침내 체중 조절 보조제로서 피콜린산 크롬의 중요성을 확증했다. 세계 최대의 교육연구 중심 영양연구 센터인 페닝턴 바이오메디컬 리서치 센터(Pennington Biomedical Research Center)가 실시한 이 연구에서 당뇨병이 없는 과체중 여성 48명은 8주에 걸쳐 피콜린산 크롬을 보충받았는데, 대조군에 비해 허기 수준이 24%, 음식 섭취가 25% 감소했다. 아울러 이 여성들은 고지방 식품에 대한 갈망의 감소를 경험해, 미네랄을 규칙적으로 보충하면 식욕과 포만감을 조절하는 호르몬의 분비에 영향을 미칠 수 있음을 시사한다.

당뇨병 치료

크롬은 혈당의 대사에서 인슐린의 작용을 개선하는 것으로 알려져 있으며, 2형 당뇨병 환자는 크롬이 결핍되어 있는 것으로 밝혀졌다. 하지만 당뇨환자에서 크롬 보충의 직접적 효과를 보여주는 전반적 증거는 희박하였으나, 1997년 대규모 중국 연구의 결과가 발표됐다. 이 연구에서 당뇨환자 180명은 크롬 보조제 또는 위약을 복용했다. 피콜린산 크롬을 매일 1,000 마이크로그램 투여받은 환자들은 4개월 후 혈당치가 대조군보다 15~19% 더 낮았다. 장기적 혈당 조절을 나타내는 기타 표지자도 개선됐다.

당뇨병과 관련해 피콜린산 크롬의 효과를 알아본 최근 연구들을 대상으로 실시된 메타분석(meta-analysis)에서는 15개 중 13개 연구에서 크롬 보충이 혈당 조절의 척도를 적어도 하나 개선하는 것으로 밝혀졌다. 더 많은 연구가 완료됨에 따라, 크롬은 당뇨병의 예방과 치료를 위한 전반적 보충전략의 필수 요소로 보다 널리 인식될 것이 분명하다.

체중 조절

1971년 이래 최소 28개의 임상연구가 크롬 보충 및 그러한 보충이 콜레스테롤과 중성지방에 미치는 효과를 살펴봤다. 이중맹검, 위약대조 연구들은 피콜린산 크롬을 건강에 좋은 운동과 식사 프로그램의 일부로 보충하면 제지방체중(lean body mass, 지방을 제외한 나머지 체중)의 증가, 체지방률의 감소와 전체 체중의 감소를 도울 수 있다고 한다. 비만인 사람들이 참여한 한 연구에서 참여자들이 다이어트를 하고 있지 않을 때에도 피콜린산 크롬 보충은 전반적 신체조성을 개선하는 것으로 나타났다(근육 증가와 지방감소). 비만 환자들에게 아주 낮은 칼로리 영양 프로그램을 적용한 또 다른 연구에서는 크롬 보충이 제지방체중의 증가를 도왔다.

우울증 증상의 완화

최근 연구는 피콜린산 크롬과 기분장애 및 우울질환의 배경이 되는 대사적, 생화학적 과정 간에 놀라운 잠재적 연관성이 있다고 밝혔다. 듀크대학의 조나단 데이비드슨(Jonathan Davidson) 박사는 비정형 우울증(atypical depression)을 지닌 환자 15명에게 크롬 보조제를 투여하였더니 절망, 적개심, 과식, 피로와 같은 징후 행동(signal behavior) 면에서 현저한 개선을 보였다는 연구 결과를 발표했다. 가장 흥미로운 점은 피콜린산 크롬의 보충이 연구 참여자들의 60%에서 모든 증상을 완화하였다는 것이다.

현재 진행 중인 임상연구는 신경전달물질의 생성, 유지 또는 효과에 있어 피콜린산 크롬이 하는 역할을 새롭게 이해하는 데 토대를 마련할 것이다. 우리가 앞서 논의한 스트레스–불면증 악순환의 일부로 고갈되는 이들 필수 화학물질은 아직 명확히 이해되지 않는 방식으로 크롬과 연관이 있을 수 있다.

영양소의 관련성

피콜린산 크롬은 다음과 같은 영양소에 영향을 미치거나 그러한 영양소로부터 영향을 받을 수 있다.

- 비타민 C: 인슐린은 세포로 비타민 C의 수송을 촉진하므로 인슐린 저항성이 감소하면 비타민 C의 항산화 활동이 증가해 추가로 효과가 나타날 수도 있다.
- 비오틴(Biotin): 연구는 크롬에 비오틴을 추가하면 2형 당뇨환자에서 혈당치의 관리를 개선할 수 있다고 시사한다.
- 비타민 E: 비타민 E와 같은 토코페롤은 인슐린 기능을 개선해 크롬의 효과를 증진시킬 수 있다.
- 망간: 망간은 탄수화물의 대사에 관여하는 많은 효소의 활성화물질 또는 보조인자이며, 그 존재는 크롬이 혈당을 조절하는 능력을 더욱 향상시킬 수 있다.

상호작용

없음

보충 권장량

- 유지용량으로 일일 200mcg
- 체중 관리, 대사증후군, 2형 당뇨병과 심혈관 기능장애에 일일 500~1,000mcg

제 11 장

코엔자임 Q10(Coenzyme Q10)

영양소의 특성

◇ 심혈관계에서 일산화질소 다음으로 가장 중요한 영양소이다.

◇ 생검 결과로 보면 심혈관 질환자들의 75%에서 CoQ10이 결핍되어 있다.

◇ 스타틴 약물은 몸에서 CoQ10을 고갈시킨다.

◇ CoQ10은 모든 식물과 동물 세포에서 발견되고 인간 심장에 집중되어 있다.

코엔자임 Q10(CoQ10)은 비타민 유사 물질이고 우리 몸에서 에너지를 생성하는 세포 소기관인 미토콘드리아에 필수적인 영양소이다. 이 영양소는 모든 신체 과정에서 에너지 화폐(energy currency, 돈처럼 에너지를 저장하고 필요할 때마다 꺼내 씀) 역할을 하는 ATP의 생성에 관여한다. CoQ10은 자동차 엔진의 스파크플러그와 비슷하다. 우선 스파크가 없으면 차의 시동을 걸 수 없듯이 인체도 CoQ10 없이는 기능할 수 없다. CoQ10은 1957년 위스콘신대학 연구자들에 의해 처음으로 발견되었으며, 이후 연구에서 항산화물질로서 그리고 여러 건강 질환의 치료에 현저한 효과를 입증했다.

CoQ10은 지방과 포도당의 에너지 전환을 촉진하기 때문에 충분한 수치로 보유하는 것이 체내 거의 모든 조직에 필수이다. CoQ10이 결핍되면 대사기능이 타격을 받고 심장, 뇌와 신장처럼 에너지 요구가 높은 조직이 손상을 입을 수 있다. 점증하는 과학적 증거는 CoQ10이 아르기닌 및 오메가 −3 지방산 같은 만능 파워 뉴트리언트와 함께 영양으로 최적 건강을 유지하는 데 중요한 역할을 한다는 쪽으로 확실히 기울고 있다.

용도

◇ 에너지 생성: CoQ10은 미토콘드리아의 기능과 지방으로부터 에너지의 생성에 관여한다.

◇ CoQ10은 특히 심혈관계에서 항산화물질로 기능한다.

◇ CoQ10은 비만, 대사증후군, 당뇨병, 심혈관 기능장애, 면역 건강, 잇몸질환 및 파킨슨병과 관련한 효과를 제공한다.

◇ CoQ10은 운동과 스포츠 경기력에 영향을 미치며 그 방식은 이제 이해되기 시작하고 있다.

코엔자임 Q10의 효능

많은 파워 뉴트리언트의 경우처럼 CoQ10도 점점 더 폭넓은 건강 질환과 생물학적 시스템들에 유익하다는 과학적 발견이 이루어지고 있다. 그러나 CoQ10이 적용되는 일차적인 치료 대상은 울혈성 심부전과 고혈압 같은 심혈관 질환이다. 또한 이 영양소는 일부 암, 당뇨병, 치주질환 및 면역결핍의 치료와 운동선수의 경기력 향상에 효과적이다. 아울러 2008년 발표된 퍼듀대학의 연구는 CoQ10 보충이 항노화 효과를 보일 수 있다고 시사한다.

심혈관 기능장애

심혈관 기능장애의 전반적 치료에 있어 중요하지만 흔히 간과되는 요소는 심장기능의 개선을 촉진하는 것이다. 심장의 퇴행은 대부분의 심혈관 질환에서 관찰된다. 이러한 퇴행은 산소 공급 저하, 염증, 프리 라디칼과 같은 인자가 심장에 반복해서 손상을 가한 결과이다. CoQ10은 심장 손상에 동반하는 퇴행을 되돌리거나 예방할 수 있으며, 점점 쇠약해지는 심장의 기계적 기능을 실제로 향상시키는 것으로 보인다. 이와 같은 효과는 CoQ10이 세포 수준에서 최적의 영양을 제공하고 또 항산화물질로 작용해 건강한 심장세포에 추가 산화 손상을 막음으로써 가능하다.

CoQ10 결핍은 심장질환자에서 흔하다. 심혈관 질환을 지닌 환자들의 심장조직에 대한 생검 결과를 보면 이들의 50~75%에서 CoQ10이 결핍되어 있다. 미국 전역의 심장병 전문의들이 표준 치료법의 일부로 CoQ10 결핍을 바로잡는다면 심혈관 기능이 극적으로 개선될 것이다. 이러한 제안에 힘이 실릴지도 모르지만, 2009년 의료전문가영향연구(Healthcare Professional Impact Study)에서 나온 연구 결과에 따르면 미국 심장병 전문의들의 72%가 CoQ10, 오메가-3 지방산 등 식이 보조제를 자신의 환자들에게 추천하고 있는 것으로 밝혀졌다.

스타틴(statin) 약물은 체내 CoQ10 수치를 고갈시키는 것으로 알려져 있다. 많은 의사에 의해 잘 알려져 있지 않는 내용은 정상적인 노화도 CoQ10을 무려 72% 감소시킬 수 있다는 것이다. 여기에 스타틴 약물로 인해 CoQ10이 40% 감소하는 상태가 함께 일어나면, 이러한 이중 효과에 따른 결핍은 세포 수준에서 CoQ10의 심한 고갈을 유발할 수 있다.

울혈성 심부전

울혈성 심부전(congestive heart failure)은 항상 심장근육에서 ATP와 CoQ10의 수치가 낮게 나타나는 에너지 고갈 상태를 특징으로 한다. 울혈성 심부전에서 주요 임상적 우려사항은 잦은 입원, 부정맥 발생률이 높은 것, 폐에 물이 차는 것과 기타 심각한 합병증이다. 여러 연구가 CoQ10 보충이 울혈성 심부전의 치료에 아주 효과적이라고 한다.

캔터베리 헬스 래보러토리스(Canterbury Health Laboratories)가 만성 심부전을 앓는 환자 236명을 대상으로 실시한 연구에서 혈장 CoQ10 결핍은 심부전으로 인한 사망을 예측하는 신뢰할 만한 인자인 것으로 밝혀졌다. 다시 말해 이 영양소의 수치가 낮으면 심장기능이 약한 이들에서 사망 가능성을 예고하는 전조라는 것이다.

고혈압

CoQ10 결핍은 고혈압 환자들 가운데 약 39%에서 나타난다. 이러한 결과만으로도 CoQ10 보충의 필요성을 시사한다. 그러나 CoQ10은 결핍 교정 이상의 효과를 제공하는 것으로 보인다. 여러 연구에서 CoQ10은 실제로 혈압을 저하시켰다. 1992년과 1994년 이탈리아 연구팀이 실시한 2개 연구는 CoQ10 보충이 수축기 및 확장기 혈압을 10%나 감소시킬 수 있다고 밝혔다. 아울러 2008년 에콰도르의 센트럴대학에서 임신부 235명을 대상으로 실시된 연구에서는 CoQ10 보충이 전자간증(preeclampsia, 임신 중 고혈압)의 발생률을 위약군에 비해 거의 50% 감소시킨 것으로 나타났다.

CoQ10이 유익할 수 있는 고혈압 환자는 대개 우선적으로 이 영양소가 결핍되어 있기 때문에, 수치가 오르면서 정상으로 되돌아가는 몇 주 동안에는 대개 혈압에 대한 CoQ10의 효과가 관찰되지 않는다. 그러므로 CoQ10은 표준 항고혈압약이 아니며, 대신 베타차단제와 이뇨제 같은 통상적 약물을 보강한다.

당뇨병

포르투갈 코임부라(Coimbra)에 있는 코임부라대학에서 실시된 연구는 당뇨환자에게 CoQ10 및 알파-토코페롤(비타민 E의 일종)의 보충이 합병증과 췌장 손상을 감소시킬 수 있다고 했다. CoQ10은 CoQ10 의존성 효소의 합성을 증가시키고, 이는 다시 탄수화물의 대사를 개선할 가능성이 있다.

경기력 향상

CoQ10은 에너지 생성에 관여하기 때문에 보충하면 신체 경기력을 향상시킬 수 있다. 운동선수는 물론 좌식생활을 하는 사람들을 대상으로 CoQ10을 보충한 연구들은 신체기능의 개선을 보여줬다. CoQ10은 심박수, 운동 부하량과 산소요구량을 개선하는 것으로 나타났다. CoQ10을 보충한지 불과 몇 주 만에 현저하고도 뚜렷한 개선이 보였다. 또한 기타 연구는 CoQ10이 비만에서 한 인자일 수 있고 수치를 올리면 사람들이 체중을 감량하는 능력의 개선을 도울 수 있다고 밝혔다. 1984년 〈코엔자임 Q10의 생의학 및 임상 측면(Biomedical and Clinical Aspects of Coenzyme Q10)〉에 발표된 네덜란드 연구에서는 비만검사 피험자들의 52%가 CoQ10 결핍인 것으로 나타났다.

아울러 연구는 CoQ10이 치주질환을 예방하고 유방암과 관련해 항암 특성을 보일 수 있다고 시사한다. 또한 이 영양소는 연령관련 황반변성(age-related macular degeneration)의 원인일 가능성이 있는 노인성 망막 퇴행의 예방에 도움이 될 수 있다고 컬럼비아대학과 베이징대학이 공동으로 수행한 연구가 밝혔다.

영양소의 관련성

- 일산화질소를 생성하는 아미노산인 아르기닌과 시트룰린
- 카르니틴
- 필수 지방산
- 알파 리포산
- 비타민 E

상호작용

스타틴 약물은 몸에서 CoQ10을 고갈시킨다.

보충 권장량

- 최적 건강을 위한 항산화 지지를 위해 일일 100~200mg
- 비만, 당뇨병과 심혈관 기능장애에 일일 400mg
- 파킨슨병에 일일 1,200mg

오메가-3 지방산(Omega-3 Fatty Acids)

: EPA와 DHA

영양소의 특성

◇ 하버드 연구는 매년 8만4,000명 이상이 오메가-3 지방산의 결핍으로 사망한다고 밝혔다.

◇ 전문가들은 인구 중 거의 80%가 오메가-3 지방산을 충분히 섭취하지 않는다고 추산한다.

◇ 세포는 지방 막으로 둘러싸여 있으며, 오메가-3 지방산은 세포막을 건강하고 유연하며 기능적으로 유지하도록 돕는다.

◇ 인체는 오메가-3 지방산을 이용해 프로스타글란딘(prostaglandin)이란 천연 항염물질을 생성한다.

오메가-3 지방산은 그간 보통의 미국인이 하는 식사에서 감소되어 온 필수 지질이나, 심혈관 및 뇌 건강에 중요한 영양소이다. 인체는 EPA(eicos-apentaenoic acid), DHA(docosahexaenoic acid), ALA(alpha-linolenic acid) 등 3가지 가장 중요한 필수 지방산을 만들 수 없으므로 식사에서 이들을 섭취해야 하지만, 그렇게 하는 우리의 능력은 더 이상 기대에 못 미친다. 이는 부분적으로 우리의 식사 선택은 물론 현대의 식품 제조법에 기인한다.

위의 알파-리놀렌산(ALA)은 아마씨유(flaxseed oil)처럼 식물성 공급원에서 발견되나, 해산물, 특히 어유(fish oil)에 존재하는 EPA 및 DHA와 동일한 수준의 강력한 건강 효과를 제공하지 못한다. 따라서 이 장에서는 EPA와 DHA에 초점을 둔다. 하지만 인체는 소량의 알파-리놀렌산을 EPA로 전환하므로 알파-리놀렌산도 충분한 수치로 유지하는 것이 중요하다. 그러려면 신선한 채소, 전곡과 견과를 충분히 섭취해야 한다.

오메가 지방산에는 오메가-3와 오메가-6란 2가지 종류가 우리의 식품을 지배하는 경향이 있다. 이상적으로 말하자면, 우리는 건강에 모두 중요한 이 두 지방의 균형을 유지해야 한다. 오늘날 연구자들은 오메가-6 대 오메가-3의 비율이 1:1~4:1이 되도록 식사를 하라고 추천한다. 이는 우리가 오메가-3 지방산보다 옥수수유와 해바라기유 같은 식품에서 발견되는 오메가-6 지방산을 1~4배 더 섭취해야 한다는 의미이다. 그러나 전형적인 미국인은 이 비율이 대략 14:1~20:1이다. 이러한 비율은 혈전 증가(심장발작과 뇌졸중의 위험요인)에서 면역계 억제에 이르기까지 건강 질환을 초래할 수 있다. 이와 같은 불균형이 미국에서 심장질환과 뇌졸중이 유행병이 된 중요한 요인인 것으로 생각된다.

유전학, 영양과 건강 센터(Center for Genetics, Nutrition and Health)의 연구는 다음과 같이 시사한다.

인간은 오메가-6 대 오메가-3 필수 지방산(EFA)의 비율이 약 1:1인 식사로 진화한 반면 서구식 식사에서 이 비율은 15:1~16.7:1이다. 서구식 식사는 오메가-3 지방산이 결핍되어 있으며, 인간의 진화와 유전패턴 확립에 바탕이 된 식사에 비해 오메가-6 지방산의 양이 과다하다. 오메가-6 다가불포화지방산(PUFA)의 양이 과다하고 오늘날의 서구식 식사에서와 같이 오메가-3에 비해 오메가-6의 비율이 매우 높으면 심혈관 질환, 암, 염증성 질환, 자가면역질환 등 많은 질환의 발병을 촉진하나, 오메가-3의 수치를 증가시키면(오메가-3에 비해 오메가-6의 비율이 낮으면) 억제 효과를 발휘한다. 심혈관 질환의 이차 예방에서 4:1의 오메가-6 대 오메가-3 비율은 총 사망률의 70% 감소와 관련이 있었다. 비율이 2.5:1이면 대장암 환자들에서 직장 세포의 증식이 감소한 반면, 오메가-3의 양이 동일한 상태에서 비율이 4:1이면 효과가 없었다. 유방암 환자들에서 오메가-3에 비해 오메가-6의 비율이 낮으면 위험도 감소했다. 2~3:1의 오메가-6 대 오메가-3 비율은 류마티스 관절염 환자들에서 염증을 억제하였고, 5:1의 비율은 천식 환자들에게 유익한 영향을 미쳤지만 10:1의 비율은 유해한 결과를 가져왔다. 이상의 연구들은 최적의 비율이 해당 질환마다 다를 수 있음을 시사한다. 그러므로 오메가-3 지방산의 치료적 용량은 유전적 소인으로 인한 질환 중증도의 정도에 의존할 가능성이 높다. 오메가-3에 비해 오메가-6의 비율이 더 낮아야 서구사회에서 유병률이 높은 많은 만성 질환의 위험을 감소시키는 데 보다 바람직하며, 이러한 질환이 세계적으로 확산되고 있다는 점에서 개발도상국에서도 마찬가지이다.

식사 변경과 영양 보충의 목표는 EPA와 DHA를 더 많이 섭취해 오메가-6 대 오메가-3의 균형을 다시 맞추는 것이다. 두 영양소는 참치, 연어, 고등어, 송어(lake trout), 청어, 정어리와 같은 생선, 견과 기름 및 조류(algae)에서 쉽게 발견된다. 둘 다 강력한 항염물질이며, 이 특성이 건강 효과의 핵심을 이룬다. 연구자들은 심장질환, 암과 알츠하이머병의 근본 원인이 인체의 염증반응이라는 증거를 계속 발견하고 있다. 현대 식사와 생활습관의 염증 효과를 억제함으로써 필수 오메가-3 지방산은 심각한 건강 질환의 예방에 강력한 효과를 발휘하는 것으로 보인다.

필수 지방산은 뇌 조직에 고농도로 존재하기 때문에 인지 및 행동 건강과도 연관성이 강하다. 연구는 자궁에서 모체로부터 필수 지방산을 충분히 얻지 못하는 태아는 시력 및 신경 장애를 일으킬 위험이 있다고 한다. 성인인 경우에 필수 지방산의 결핍은 피부건조, 불규칙 심박, 기분변화, 우울, 만성 피로와 기억장애 같은 증상으로 나타난다. DHA는 또한 정자의 주요 지방산이며, 뇌 지방산의 40%, 망막 지방산의 60%를 차지한다. 이에 따라 이 지방산은 뇌 및 시력 건강에 중요하다.

용도

◇ 소염

◇ 세포막 구조와 기능

◇ 호르몬 생성

◇ 항산화

◇ 비만, 당뇨병, 심혈관 기능장애와 관절염의 치료

오메가-3 지방산인 EPA와 DHA의 효능

심혈관 질환

심혈관 질환을 예방하는 필수 지방산의 효능은 대부분 현대 식사에서 대량으로 존재하는 위험한 포화지방과 트랜스지방을 단일불포화지방과 다가

불포화지방(오메가-3 등)으로 대체하는 데서 온다. 상당한 임상적 증거로 볼 때, 식사 및/혹은 영양 보충으로 EPA와 DHA를 섭취하면 혈압을 낮추고, 중성지방의 수치를 저하시키고, 혈관의 염증을 감소시키고(죽상경화증 위험을 낮춘다), 또 파열되면 혈관 폐쇄와 심장발작을 초래하는 동맥 죽상반의 발생을 억제할 수 있다.

이와 같은 연구 결과는 지중해식 식사(생선과 올리브유 같은 건강에 좋은 기름이 풍부함)가 심혈관 보호 효과를 제공하는 이유를 설명할 수 있다. 장기적으로 생선 공급원에서 고농도의 EPA 및 DHA와 호두 및 아마 같은 공급원에서 알파-리놀렌산을 섭취하면 고지방 식사를 하고 있는 사람들에서도 나쁜 콜레스테롤의 수치가 저하되는 것으로 나타났다.

또한 일반인구 대상 연구들은 매주 생선을 2인분 먹으면 뇌졸중 위험이 50%나 감소한다고 밝히고 있다. 일반적으로 필수 지방산은 순환계에 미치는 유익한 효과가 강력한 것으로 보인다.

연구는 오메가-3 EPA와 DHA가 혈액의 진함(점도)을 낮추고, 혈관을 이완시키며, 또 혈압을 약간 낮추는 데 도움이 될 수 있다고 시사한다. 이러한 오메가-3의 작용은 모두 다음과 같은 방식으로 심장발작과 뇌졸중 위험을 감소시키도록 돕는다.

· 혈액이 묽어지면 혈소판이 서로 엉겨 붙어 혈전을 형성할 가능성이 줄어든다.
· 혈관이 이완되면 혈액순환이 개선된다.
· 혈압이 낮아지면 심장이 이전처럼 심하게 일할 필요가 없다.

이와 같은 요인들은 모두 심장이 전신으로 혈액을 뿜어내는 일을 수월하게 한다. 위와 같은 효과는 혈전성 심장발작 및 뇌졸중 위험의 감소에 도움이 되기 때문에 이미 심장질환이 있는, 즉 부분적으로 폐쇄된 동맥이 있는 사람들에게 특히 유익하다.

　베이징대학 인민병원이 실시한 연구에서는 이전에 심장발작을 일으켰던 사람들에서 오메가-3 지방산의 섭취가 급성심장사(sudden cardiac death, 심장리듬이 갑자기 급격히 변화해 심장정지를 초래하는 질환)로 인한 사망률을 감소시킨 것으로 나타났다. 마지막으로, 수많은 연구들이 오메가-3가 풍부한 식사나 오메가-3 보충이 고혈압 환자들에서 혈압을 낮춘다고 시사한다.

당뇨병

　많은 당뇨환자는 좋은 HDL(high density lipoprotein, 고밀도지단백) 콜레스테롤의 수치가 낮고 중성지방의 수치가 높은데, 이 둘은 심장질환 발병의 예측에 유의한 표지자이다. 어유의 오메가-3 지방산은 중성지방과 아포단백질(apoprotein, 당뇨병의 표지자)을 낮추고 HDL을 높이는 데 도움이 될 수 있다. 스페인 말라가대학(University of Malaga)의 연구는 오메가-3를 섭취하면 당뇨병 환자들에서 일부 지질저하용 스타틴 약물의 효과를 증진시킬 수 있다고 밝혔다. 2형 당뇨병은 심각한 심혈관 질환의 발병을 예고하는 주요 위험인자의 하나이므로, 이러한 연구 결과는 전반적인 혈중 지질 수치를 개선하는 보다 효과적인 약물의 개발에 도움이 될 수 있다.

체중 조절과 체력

　비만이거나 과체중인 사람은 흔히 인슐린 저항성으로 인해 혈당치를 안정적으로 유지하기가 곤란하다. 이는 낮에 인슐린 수치의 급등과 하락을 유발하며, 흔히 극심한 허기와 폭식을 초래하고 고콜레스테롤과 동맥 염증 같은 질환 표지자는 물론 체중 문제를 지속시킨다. 그러나 필수 지방산은 비만의 많은 치명적인 합병증을 예방할 수 있는 것으로 보인다.

〈FASEB 저널(The FASEB Journal)〉에 발표된 연구는 필수 지방산을 섭취한 후 인체가 생성하는 지질 2종(protectin과 resolvin)이 비만과 관련된 간 손상, 그에 따른 향후 당뇨병과 기타 간 관련 질환을 예방할 수 있다고 한다. 오메가-3 지방산이 풍부한 먹이를 먹인 과체중 당뇨병 쥐는 염증이 감소하고 인슐린 저항성이 대조군 쥐보다 더 낮았다.

아울러 어유 섭취는 실제로 운동 중 심혈관계의 기능을 향상시키는 듯하다. 호주 뉴사우스웨일스주에 있는 울렁공대학(University of Wollongong) 의대에서 시행된 이중맹검, 위약대조 연구는 EPA와 DHA가 풍부한 어유 보조제를 매일 섭취한 운동선수들에서 심박수가 감소하고 산소 소비가 대조군 운동선수들보다 더 낮았다고 밝혔다. 요컨대 필수 지방산은 운동 중 심혈관계의 효율을 증가시킬 수 있다.

관절염

필수 지방산은 실험실 연구에서 주요 염증 표지자인 C반응성 단백(C-reactive protein, CRP)의 수치를 감소시키는 것으로 나타났다. 관절통 환자들에서 EPA와 DHA 보충의 진통 효과를 알아본 17개 임상시험에 대한 분석에서 연구자들은 이러한 지방산이 류마티스 관절염과 염증성 장 질환 같은 질환에 동반하는 통증의 치료에 효과적이면서도 비스테로이드성 항염제(NSAID; acetaminophen, ibuprofen)에서 관찰되는 잠재적으로 위험한 부작용은 없었다는 사실을 발견했다.

골다공증

스웨덴 연구는 건강한 젊은이 78명을 대상으로 혈중 지방산 수치와 고관절, 척추 및 전신에서 골밀도를 측정했다. 그 결과 각 개인의 혈청 오메가-3 수치와 골밀도 간에 분명한 상관관계가 있었다. 못지않게 흥미로운 점은 오메가-3에 비해 오메가-6의 비율이 높으면 골량(bone mass) 수치가 낮았다는 것인데, 이는 향후 골다공증 위험을 시사할 수 있다. 노인 남녀에 대한 또 다른 연구에서도 오메가-3 수치와 골밀도 사이에 비슷한 연관성이 있었으며, 다만 이 연구는 혈액검사 대신 식사 설문지를 이용해 필수 지방산의 섭취를 평가했다. 아울러 골다공증을 지닌 65세 이상 여성들을 참여시킨 연구에서 EPA와 DHA 보조제를 투여받은 사람들은 위약을 투여받은 사람들보다 3년에 걸쳐 골 소실이 현저히 더 적었다(많은 사람에서 골밀도가 증가했다).

정신질환

우울증으로 입원한 환자들에 대한 임상연구에서 오메가-6에 비해 오메가-3 지방산의 비율이 특히 낮은 것으로 밝혀졌다. 또 다른 임상연구에서는 임상적 우울증을 지닌 사람들이 오메가-3가 풍부한 생선을 매주 여러 차례 5년간 먹었는데, 주요 우울증 증상이 상당히 감소했다.

2007년 피츠버그대학 의대의 신경과학자 새라 콩클린(Sarah Conklin)이 성인 55명을 대상으로 실시한 연구에서 자기공명영상(MRI)은 식사에 DHA가 풍부할수록 뇌에서 기분과 관련된 부위인 편도체(amygdala), 해마(hippocampus), 대상회(cingulate) 등 3곳에서 뇌 조직이 더 많아진다는 사실을 보여줬다. 이로 보면 필수 지방산은 실제로 회백질(gray matter)을 더 많이 생성하도록 뇌를 도와 기분과 감정을 조절할 수 있다.

또한 필수 지방산은 양극성 장애(bipolar disorder), 즉 조울병(manic-depressive disease)의 격렬한 기분변화를 완화할 수 있다. 1999년 시행된 이중맹검, 위약대조 연구는 양극성 장애 환자 30명을 살펴보았는데, 오메가-3를 섭취한 환자들은 올리브유를 섭취한 대조군 환자들보다 조증 및 우울증 삽화 사이기간이 더 오래 지속되는 완화를 경험하였고 심한 증상이 더 적었다.

마지막으로, 예비적인 증거는 정신분열병 환자들이 오메가-3 지방산을 투여받을 경우에 증상의 개선을 보인다고 시사한다. 영국 셰필드대학(University of Sheffield) 연구자들은 EPA가 보통 하루 2,000~4,000mg 용량에서 정신분열병 환자들에게 가장 좋은 효과를 발휘하는 것으로 보인다고 지적했다.

주의력결핍과다활동장애(ADHD)

100명에 이르는 남아를 참여시킨 임상연구에서 오메가-3 지방산의 수치가 정상인 아이들은 이 수치가 낮은 아이들보다 행동과 집중력 장애가 더 적었다. 아울러 동물연구에서는 오메가-3가 결핍된 개체들에서 주의력 및 동기유발과 관련이 있는 도파민, 세로토닌 등 필수 신경전달물질의 수치가 흔히 낮은 것으로 밝혀졌다. 필수 지방산을 ADHD에 보조요법으로 이용 가능하게 한다면 소아와 그 부모들에게 건강에 유익한 치료 방안을 제공할 것이다.

영양소의 관련성

· CoQ10

· 아르기닌과 시트룰린(일산화질소 합성)

· 비타민 E

상호작용

오메가-3 지방산은 혈압을 떨어트리고 혈액을 묽게 할 수 있다. 고혈압약 및/혹은 항응고제를 사용하는 사람들은 의사와 상담해야 한다.

보충 권장량

· 최적 건강의 유지에 일일 총 오메가-3 500mg

· 비만, 당뇨병, 심혈관 기능장애와 기타 증대된 건강 우려에 최소한 일일 총 오메가-3 900mg(EPA: 647/DHA: 253)

제 13 장

글루코사민(Glucosamine)

영양소의 특성

◇ 글루코사민을 공급하는 식품은 없다.

◇ 인체 관절에서 일어나는 연골 대 연골 상호작용은 움직일 때 얼음 위의 얼음 보다도 더 적은 마찰을 제공한다.

◇ 관절염 증상의 치료에 흔히 사용되는 아스피린과 비스테로이드성 항염제 (NSAID)는 사실 관절 조직의 자연 치유력을 억제해 추가 손상을 초래할 수 있다.

◇ 인체에서 글루코사민의 자연 생성은 노화에 따라 느려진다.

글루코사민은 오랫동안 골관절염의 치료 및 예방 보조제로 시판되어 왔다. 이 천연 생성 물질은 관절 건강에 진정한 효과를 제공한다고 확실한 과학이 뒷받침한다.

건강한 상태에서 인체는 포도당(glucose)과 아민(amine, 암모니아의 유기 유도체)으로 이루어진 단순한 분자인 글루코사민을 만든다. 관절에서 기능은 연골의 주요 구조성분이 생성되도록 자극하는 것이다. 연골은 특히 무릎, 엉덩이와 척추 같은 부위의 관절에 완충과 윤활을 제공하는 일차조직 (primary tissue)의 하나이다. 당연하게도 이곳들은 골관절염 통증을 가장 빈번하게 호소하는 신체 부위이다.

일부 사람은 나이가 들면서 글루코사민을 충분한 양으로 생성하는 능력을 상실한다. 그 결과는 연골이 완충기로 작용하는 능력을 상실하는 것이다. 체중을 지탱하는 관절(슬관절, 고관절과 손의 관절)이 가장 흔히 골관절염을 일으키는 부위이다. 이환된 관절에서 연골 파괴는 관절 가장자리에서 경화와 골극(bone spur) 형성, 통증, 기형과 운동범위 제한을 동반한다. 글루코사민 보조제는 적절한 관절 기능 및 복구에 필요한 물질의 생성을 자극한다. 그러므로 연골을 유지하고 보충하는 것은 중요한 건강 이슈이며, 바로 여기에 글루코사민이 탁월한 효과를 보인다.

이에 따라 유럽 연구자들은 골관절염 환자가 글루코사민을 보조제로 복용하면 어떻게 될까라는 중요한 질문을 던졌다. 글루코사민에 대해 유럽 특허권을 보유하고 있는 로타팜(Rottapharm)은 2001년부터 3년간 환자 100여 명을 대상으로 글루코사민 성분(glucosamine sulfate)의 자사 제품을 평가하는 위약대조 임상시험 2건을 후원했다. 두 연구는 증상 완화, 관절 건강 개선 등 분명한 효과를 보여줬다.

용도

◇ 골관절염 치료

◇ 골다공증 치료

◇ 손상 예방과 운동 경기력 향상

글루코사민의 효능

글루코사민의 일차 용도는 골관절염, 특히 무릎 골관절염의 치료이다. 글루코사민은 아스피린과 기타 비스테로이드성 항염제를 대신하는 안전하고 효과적인 천연 대체제이다. 임상연구는 비스테로이드성 항염제가 오히려 관절 파괴의 진행을 가속화하고, 아울러 위장관 장애와 신장 손상 같은 증상을 유발할 수 있다고 시사한다.

이 때문에 글루코사민이 아주 효과적이고 안전한 대안을 제시한다는 것이다. 골관절염 환자에서 글루코사민의 효과는 2가지 중요한 효능의 결과일 가능성이 있다.

- 건강한 관절조직과 관련된 단백질인 프로테오글리칸(proteoglycan)의 합성을 자극한다.
- 연골 손상을 초래하고 관절 연골세포(chondrocyte, 조직 치유에 기여하는 세포)의 사멸을 유발하는 물질의 합성을 억제한다.

영양소의 관련성
- 비타민 C(콜라겐 형성을 지원한다)
- 비타민 E
- 비타민 A, B6, 아연, 구리와 붕소

상호작용
이뇨제를 복용하는 사람은 최대의 효과를 보기 위해 글루코사민의 섭취량을 증가시킬 필요가 있다.

보충 권장량

· 일일 1,500mg

· 비만인 사람은 글루코사민을 더 많이 필요로 할 수 있으며, 체중
1킬로그램 당 20mg을 추천한다.

제 14 장

녹차(Green Tea)

영양소의 특성

◇ 고고학적 증거는 사람이 최고 5,000년 전에 찻잎을 끓는 물에 담가 섭취하였다고 한다.

◇ 녹차에 들어 있는 주요 항산화물질(EGCG)은 비타민 C 및 E보다 100배나 더 강력하다.

◇ 녹차 한잔(항산화 폴리페놀 10~40mg을 제공)은 항산화 효과가 브로콜리, 시금치 또는 당근 1인분보다 더 크다.

◇ 녹차는 건강에 대단히 유익하다.

◇ 녹차는 폴리페놀 함량이 가장 높은 반면, 홍차는 카페인 함량이 대략 녹차의 2~3배에 달한다.

차를 마시는 것은 수세기 동안 건강과 관련이 있었으며, 아울러 명상적이고 불교적인 성격의 다도를 떠올리게 한다. 그러나 식물성생리활성물질(phytochemical)이자 영양소인 녹차에는 건강에 유익한 효능이 많다고 하는 임상연구가 점증하고 있다.

고고학적 증거에 의하면 녹차를 섭취하게 된 것은 거의 5,000년이나 된다. 녹차는 아직도 인도, 중국, 일본과 태국에서 출혈 억제와 상처 치유에서 혈당 조절과 소화 촉진에 이르기까지 건강 문제를 해결하기 위한 전통 약제로 쓰인다.

녹차와 홍차는 동일한 식물(*Camellia sinensis*)에서 만들어진다. 그러나 녹차를 가공하는 과정에서는 잎이 거의 변화되지 않아 녹색 색깔을 유지하고 중요 영양소가 산화되지 않는다. 이 때문에 백차, 우롱차 등 모든 차에 강력한 항산화물질인 EGCG(epigallocatechin gallate), 카테킨과 플라보노이드가 함유되어 있음에도 불구하고 진정한 차로 여겨지는 녹차가 이들을 가장 높은 수치로 함유한다. 또한 녹차에는 나름의 상당한 건강 효과를 제공할 수 있는 아미노산과 폴리페놀 같은 기타 유익한 분자가 들어 있다.

용도

◇ 비만과 체중 관리

◇ 면역 지지와 전반적 활력

◇ 대사증후군과 2형 당뇨병 치료

◇ 심혈관 기능장애 치료

◇ 암 예방

녹차의 효능

녹차는 특히 높은 산화 스트레스 상태(당뇨병, 대사증후군, 심혈관 기능장애)에서 프리 라디칼을 제거하는 강력한 효능을 보인다. 이 영양소는 건강한 대사기능을 촉진하고 건강한 체중의 유지를 지지하며, 콜레스테롤과 중성지방을 건강한 수치로 유지하도록 돕는다. 또한 녹차는 관상동맥질환을 예방하는 좋은 HDL 콜레스테롤의 수치를 높인다.

지난 수십 년에 걸쳐 녹차는 그 건강 효과의 범위를 규명하기 위한 많은 과학적, 의학적 연구의 대상이었다. 일부 증거는 규칙적으로 녹차를 마시는 사람은 심장질환과 일부 암을 일으킬 위험이 낮다고 시사한다. 2006년 〈미국의학협회저널(JAMA)〉에 발표된 연구는 "녹차 섭취는 모든 원인으로 인한 사망률과 심혈관 질환으로 인한 사망률의 감소와 관련이 있지만 암으로 인한 사망률의 감소와는 관련이 없다"라고 결론지었다. 일본 도호쿠대학 공공정책대학원이 실시한 연구는 건강한 일본 성인 4만530명을 최장 11년 동안 추적하면서 모든 원인으로 인한 사망을 모니터링하였고 7년에 걸쳐서는 심장질환 등 특정한 원인으로 인한 사망을 감시했다. 그 결과 녹차를 매일 5잔 이상 섭취한 성인들은 매일 1잔 미만을 마신 사람들보다 모든 원인으로 인한 사망 위험이 16%, 심혈관 질환으로 인한 사망 위험이 26% 더 낮았다.

2006년 5월 예일대학 의대 연구팀은 녹차에 관한 연구와 임상시험 100개 이상에 대해 메타분석을 실시했다. 연구 결과는 아시아인들에서 흡연율이 높음에도 불구하고 심장질환과 암 발병률이 낮다는 '아시안 패러독스(Asian Paradox)'를 시사했다. 연구팀이 설명한 이론에 따르면, 보통의 아시아인이 매일 섭취하는 녹차 1.2리터는 강력한 항산화물질과 기타 화합물을 통해 보호 효과를 제공하고, 아울러 이러한 보호 효과는 혈소판이 서로 엉겨 붙어 위험한 혈전을 형성하는 것을 막고 동맥을 폐쇄하는 LDL 콜레스테롤의 축적을 감소시켜 이러한 작용이 부분적인 역할을 해 녹차 음용자를 심혈관 손상으로부터 보호한다고 주장한다.

심혈관 기능장애와 죽상경화증

일반인구 대상 임상연구(population-based clinical study, 대규모 집단의 사람들을 오랜 기간 추적하는 연구)는 녹차의 항산화 특성이 죽상경화증, 특히 관상동맥질환의 예방을 도울 수 있다고 시사한다.

고콜레스테롤

연구는 녹차가 동물과 인간에서 모두 총콜레스테롤을 낮추고 좋은 HDL 콜레스테롤을 높인다고 한다. 일반인구 대상의 한 임상연구에서는 녹차를 마시는 사람들은 그렇지 않은 사람들보다 총콜레스테롤이 더 낮을 가능성이 높은 것으로 밝혀졌다. 한 동물연구에서 나온 결과는 녹차의 폴리페놀이 장에서 콜레스테롤의 흡수를 차단하고 이의 체외 배설을 촉진할 수 있다고 시사한다. 남성 흡연자 대상의 또 다른 소규모 연구에서 연구자들은 녹차가 유해한 LDL 콜레스테롤의 혈중 수치를 현저히 감소시켰다고 밝혔다.

암

여러 일반인구 대상 임상연구에서 녹차가 암의 예방을 돕는 것으로 나타났다. 예를 들어, 암 발병률은 사람들이 녹차를 규칙적으로 섭취하는 일본과 같은 나라들에서 낮은 경향이 있다. 또한 연구자들은 폴리페놀이 암성 세포의 사멸과 그 진행의 정지를 돕는다고 믿는다.

병기가 다양한 유방암을 지닌 여성 472명을 참여시킨 한 연구에서 연구자들은 녹차를 가장 많이 섭취한 여성들에서 암의 전이가 가장 적었다는 점을 발견했다. 아울러 초기 유방암을 진단받기 전에 녹차를 매일 5잔 이상 마신 여성들은 치료 완료 후 암의 재발을 겪을 가능성이 더 낮은 것으로 나타났다.

중국에서 난소암 환자들을 대상으로 실시된 한 임상연구에서는 녹차를 매일 1잔 이상 마신 여성들이 녹차를 마시지 않은 사람들보다 생존기간이 더 길었다. 사실 녹차를 가장 많이 마신 사람들은 생존기간이 가장 길었다.

간질환

일반인구 대상 임상연구는 녹차를 매일 10잔 이상 마시는 사람들은 간질환을 일으킬 가능성이 더 낮다고 한다. 또한 녹차는 알코올과 같은 독성물질의 손상 효과로부터 간을 보호하는 듯하다.

체중 감량

임상연구는 녹차 추출물이 대사를 증진시키고 지방의 연소를 도울 수 있다고 시사한다. 한 연구는 녹차와 카페인의 병용이 과체중 및 중간 정도로 비만인 사람들에서 체중 감량과 유지를 개선하였다는 사실을 확인했다.

인디애나주에서 실시된 임상연구는 과체중이거나 비만인 성인 107명을 대상으로 녹차의 카테킨이 함유된 음료를 섭취한 사람들과 카페인만 함유된 음료를 섭취한 사람들을 비교해 녹차의 카테킨이 중등도의 운동이 체중 감량, 복부 지방 소실과 중성지방 감소에 미치는 효과를 증진시키는 것으로 보인다고 밝혔다. 일본에서 실시되어 〈영양저널(Journal of Nutrition)〉에 발표된 비슷한 연구에서도 비슷한 결과가 나왔다. 즉 카테킨을 높은 수치로 섭취한 사람들은 대조군보다 복부 지방이 더 적고 전반적 체중이 보다 감소한 것으로 나타났다.

인지기능

2009년 발표된 옥스퍼드대학의 연구는 녹차에서 발견되는 강력한 항산화물질들 중 하나인 플라보노이드의 섭취가 70~74세 노인들에서 테스트상 인지를 현저히 개선하였다고 밝혔다. 이는 아마도 녹차가 노인성 치매와 인지기능 상실을 예방하거나 지연시키는 프로그램의 일부가 될 수 있음을 시사한다.

영양소의 관련성
- 비타민 C 및 E
- 석류
- 피콜린산 크롬

상호작용
없음

보충 권장량
- 일반적인 건강 증진을 위해 녹차 일일 2~3잔(총 240~320mg의 폴리페놀 제공)
- 표준 녹차 추출물(98% 폴리페놀과 45% EGCG) 일일 100~750mg. 무카페인 제품이 시판되고 있으며 선호한다면 추천한다.

제 15 장

석류(Pomegranate)

영양소의 특성

◇ 고대 그리스 신화에서 석류는 생명과 재생을 나타낸다.

◇ 석류 주스에는 적포도주, 크랜베리 주스 칵테일과 블루베리 주스보다 더 높은 수치의 폴리페놀이 함유되어 있다.

◇ 석류는 심혈관계에서 일산화질소의 기능과 효과를 보호하고 증진시킨다.

끈적끈적하고 색깔이 입혀진 씨로 잘 알려진 보잘것없는 석류가 우리의 영양소에서 또 하나의 슈퍼스타가 되었다. 이 이국적인 과일은 건강을 증진시키는 현저한 효과를 갖는 항산화물질의 보고인 것으로 판명됐다.

석류(*Punica granatum*)는 열매를 맺는 작은 나무로 주로 이란, 인도, 아프가니스탄, 알제리, 아르메니아, 파키스탄, 시리아, 터키, 동남아시아 및 말레이시아의 일부 지역과 열대 아프리카에서 자라고 이제는 캘리포니아와 애리조나에서 재배된다. 가장 일찍 재배되기 시작한 과일의 하나인 석류는 수천 년 동안 인기 있는 민간전승 및 건강 요법의 일부이었고 수많은 문화에서 건강 및 부활과 관련되어 왔다.

석류의 효능

여러 연구들이 석류 주스가 연골 악화를 막고 그에 따라 골관절염의 진행을 차단할 수 있다고 시사한다. 또한 이 영양소는 동맥에서 죽상반이 축적되는 것을 막고 기존 죽상반의 축적을 되돌릴 수 있어 관상동맥질환의 발병을 억제한다. 아울러 바람직하지 않은 LDL 콜레스테롤의 수치를 감소시키면서 HDL 콜레스테롤의 수치를 증가시킨다. 마지막으로, 한 연구는 석류 주스를 매일 1.7온스(48그램) 마셨더니 수축기 혈압이 5%나 떨어졌다고 밝혔다.

콜레스테롤

석류 주스에 함유되어 있는 타닌(tannin)은 나쁜 콜레스테롤의 산화 등 여러 심장질환 위험인자를 감소시키는 것으로 보인다.

죽상경화증을 지닌 환자 19명에 대한 예비연구(pilot study)는 동맥 죽상반 성장의 감소를 입증했다. 1년 후 동맥 죽상반은 석류 주스를 매일 섭취한 사람들에서 30% 감소한데 비해 가짜 주스를 마신 환자들은 9% 악화를 나타냈다.

혈압

석류는 안지오텐신 전환 효소(angiotensin-converting enzyme, ACE)를 억제해 혈압을 낮추는 것으로 나타났다. ACE는 혈관의 수축을 유발하는 분자로 베나제프릴(Benazepril)과 같은 처방약에 의해서도 억제된다.

심혈관 기능장애

2005년 〈미국심장병학저널(AJC)〉에 발표된 연구에서 연구자들은 심장으로의 혈류가 감소된 관상동맥 심장질환 환자 총 45명을 연구했다. 그 결과 석류 주스 8온스(227그램)를 매일 3개월 동안 마신 환자들에서 심장으로의 혈류가 개선됐다. 석류 주스를 마신 환자들은 혈류가 17% 개선되었는데 비해 가짜 주스를 마신 환자들은 18% 악화됐다.

이그나로 박사가 발표한 석류 연구

'석류 주스는 산화 파괴로부터 일산화질소를 보호하고 일산화질소의 생물학적 작용을 증진시킨다.' (Ignarro LJ, Byrns RE, Sumi D, de Nigris F, Napoli C. Nitric Oxide 15(2): 93-102, 2006.)

석류에는 프리 라디칼의 파괴로부터 일산화질소를 현저히 보호하면서, 혈관 평활근 세포의 증식을 억제하는 등 일산화질소의 특정 생물학적 작용을 보강할 수 있는 항산화물질들이 함유되어 있다. 이러한 연구 소견은 석류가 인간에서 항죽상경화 효과와 관련이 있는 강력한 항산화 활성을 보유한다는 결론을 지지한다.

'석류 주스는 일산화질소를 증강시켜 관상동맥 내피세포의 건강을 촉진하도록 돕는다.' (de Nigris F, Williams-Ignarro S, Botti C, Sica V, Ignarro LJ, and Napoli C. Nitric Oxide. 15(3): 259-63, 2006.)

석류 주스를 치료적 중재 방법으로 이용함으로써 이그나로 박사와 동료 연구자들은 일산화질소 활동의 감소에 동반하는 혈관 손상의 발생을 완화하는 것이 가능하다는 사실을 입증했다. 석류가 제공하는 항산화 보호 작용은 혈관벽에서 프리 라디칼의 생성과 방출을 감소시키도록 돕고 일산화질소의 생물학적 및 항산화 활성을 향상시킨다.

암

미국암연구협회(AACR)가 발표한 예비연구는 전립선 건강에 희망적인 결과를 발견했다. 이 UCLA 연구는 이전에 전립선암을 수술이나 방사선으로 치료받은 남성 46명을 추적했다. 석류 주스 8온스(227그램)를 매일 2년

아사이(açai): 또 하나의 훌륭한 수퍼푸드

아사이는 남미 야자수의 작고 둥근 검보라색 열매로 최근 수퍼푸드(super-food) 과일 분야에서 선풍을 일으키고 있다. 인기의 이유는 간단하다. 즉 아사이에는 올레산(oleic acid), 팔미트산(palmitic acid), 리놀레산(linoleic acid), 폴리페놀(polyphenol) 등 건강에 유익한 다수의 서로 다른 항산화 화합물이 함유되어 있다.

원래 전통적인 열대우림 문화에서 식량이었던 아사이는 중요한 보조제가 되었다. 아사이는 흡수를 위해 식이 콜레스테롤과 경쟁하는 식물성 스테롤(plant sterol)인 베타-시토스테롤(beta-sitosterol)을 함유해 혈중 콜레스테롤 수치를 감소시킬 수 있다. 최근 연구는 19종의 아미노산이 아사이에 존재하고 특히 아스파르트산(aspartic acid)과 글루탐산(glutamic acid)의 수치가 높다고 밝혔다. 아울러 아사이의 진한 색소침착에 착안해 과학자들은 아사이 베리에 진한 색깔을 부여하는 일단의 폴리페놀인 안토시아닌(anthocyanin)에 대해 여러 실험연구를 실시했다.

효능

최근 연구는 아사이가 유익한 여러 플라보노이드 화합물을 함유한다는 사실을 입증했다. 항산화 가치가 높은 또 다른 일단의 폴리페놀 화합물인 프로안토시아니딘(proanthocyanidin)이 아사이의 과육과 껍질에 풍부하다. 아사이는 보다 강력한 반응성 산소족(reactive oxygen species, 세포를 공격하는 화합물)을 초기에 생성시키는 것으로 생각되는 수퍼옥시드(superoxide)의 억제에 효과적인 것으로 판명됐다. 이에 따라 아사이는 강력한 항산화물질이자 세포 손상을 막는 강력한 일선 방어물질로 주목된다.

동안 마신 후 연구 참여자들은 전립선특이항원(prostate specific antigen, PSA)이 2배로 상승하는 기간이 연구 시작 시 15개월에서 종료 시 54개월로 현저히 느려졌다. PSA는 전립선암의 생체표지자로 PSA가 2배로 상승하는 기간이 느리다는 것은 질환 진행이 느리다는 것을 나타낼 수 있다.

발기부전

〈국제발기부전연구저널(IJIR)〉에 게재된 예비연구는 경도에서 중등도의 발기부전을 지닌 남성 참여자 61명을 연구했다. 석류 주스 8온스(227그램)를 매일 4주 동안 마신 남성들은 가짜 주스를 마신 참여자들에 비해 발기의 개선을 경험할 가능성이 50% 더 높았다.

영양소의 관련성

- 아르기닌, 시트룰린
- 비타민 C, 알파 리포산

상호작용

〈임상약리학저널(JCP)〉에 발표된 터프츠대학 의대의 연구는 석류 주스가 이전 정보와 달리 경구 또는 정맥주사 약물과 상호작용하지 않는다는 사실을 발견했다. 앞서의 연구들은 자몽 주스처럼 석류 주스도 인체가 약물을 전환하거나 제거할 수 있게 하는 효소를 억제해 약물의 대사를 방해할 수 있다고 시사했다.

보충 권장량

- 100% 석류 주스 일일 8~16온스(227~454그램)
- 천연 석류 폴리페놀 추출물 보조제(30% punicalagin으로 표준화된 보조제) 일일 1,000mg

비타민 D(Vitamin D)

영양소의 특성

◇ 비타민 D의 결핍은 주요 공중보건 문제이며, 청년과 노인을 포함해 모든 연령의 사람들에게 영향을 미친다.

◇ 미국에서 고관절 골절을 일으키는 노인들의 절반 정도에서 비타민 D의 수치가 불충분할 수 있다.

◇ 2개 연구가 비만 참여자들에서 비타민 D의 실제 수치를 알아봤다. 하나는 현저히 낮은 수치를 발견했다. 사우스캐롤라이나 연구에서 비만 참여자들은 모두 수치가 2.2ng/ml 이하이었지만(결핍) 비만이 아닌 참여자들은 모두 8ng/ml 이상이었다(정상).

◇ 연구자들은 젊은 의대 학생과 병원 레지던트(장시간 일하면서 햇빛을 거의 보지 못하는 사람들)의 36%가 겨울 끝 무렵에 비타민 D의 결핍을 보인다는 사실을 발견했다.

세계적으로 10억 명이 비타민 D 결핍인 것으로 추산된다. 피부 타입, 살고 있는 위도(그래서 햇빛의 세기), 구름이 가리는 정도, 바르고 있는 자외선 차단제나 입고 있는 옷과 기타 요인에 따라, 피부를 5~30분 정도 매주 2차례 무방비로 태양에 노출시키면 피부에 존재하는 전구 화학물질로부터 필요한 비타민 D가 합성된다. 태양 자외선은 발암물질로 알려져 있어 노출을 제한해야 하나, 햇빛을 완전히 차단하는 것은 마찬가지로 건강에 해롭다. 비타민 D는 최근에 자주 뉴스에 등장하며 거기에는 그만한 이유가 있다. 즉 비타민 D는 상당한 범위의 강력한 건강 효과를 제공하는 것으로 보인다.

비타민 D는 일단의 지용성 전구호르몬(pro-hormone)으로, 비타민 D2(ergocalciferol) 및 D3(cholecalciferol)가 2가지 주요 형태이다. 이 영양소는 이를 자연적으로 함유하거나 이를 강화한 식품에서 섭취하며, 피부가 햇빛에 노출될 때에도 만들어진다.

비타민 D는 자연 상태에서 많은 식품에 상당한 양으로 존재하지 않는다. 연어, 참치, 고등어와 생선 간유(liver oil)가 가장 좋은 공급원이며, 소의 간, 치즈와 계란 노른자에 소량으로 함유되어 있다. 그러나 일반적으로 결핍을 막기 위해서는 영양 보충이나 규칙적인 햇빛 노출이 필요하다. 또한 결핍은 비타민 D의 흡수를 차단하는 질환으로 인해 발생할 수도 있다. 비타민 D의 결핍은 대장암과 아울러 고혈압, 결핵, 다발성 경화증, 정신질환 및 자가면역질환에 대한 취약성의 증가와 연관이 있다.

나이가 들면 피부가 비타민 D를 만들고 신장이 이를 합성하는 능력이 모두 떨어지므로 이 영양소의 필요가 증가한다. 이러한 요인으로 인해 노인에서 비타민 D의 보충이 중요하다.

> **용도**
>
> ◇ 여러 종류의 암을 예방하는 효과를 제공한다.
>
> ◇ 골 무기질침착 및 형성을 촉진한다.
>
> ◇ 심혈관 기능장애와 심장발작 위험을 감소시킨다.
>
> ◇ 건강한 면역계 활동을 지지하고 감염을 감소시킨다.

비타민 D의 효능

골다공증

비타민 D는 인체의 칼슘 흡수와 이용을 도와 골량의 증가와 유지에 중요하다. 건강한 뼈는 끊임없이 교체되는 역동적 시스템이므로 비타민 D의 수치가 충분해야 무기질침착(mineralization) 과정이 최적화될 수 있다. 영양 보충이 골다공증에 미치는 영향을 내용으로 하는 연구들은 대부분 비타민 D와 칼슘의 효과를 통합해 다루고 있으나, 우리가 골다공증–골관절염 증후군을 다룬 장에서 설명하였듯이 비타민 D의 결핍은 골격계의 약화에 기여하는 주요 요인이라는 점이 더욱 분명해지고 있다.

암과 면역 건강

비타민 D는 여러 종류의 암을 예방하는 효과를 제공하는 것으로 보인다. 메릴랜드주 록크빌에 있는 국제역학연구소(International Epidemiology Institute)가 실시한 연구는 비타민 D의 섭취량이 높은 환자들에서 대장암 발병률이 가장 낮았다고 밝혀, 예방 효과가 있을 가능성을 시사한다. 스코틀랜드 에든버러대학이 시행한 연구도 비타민 D의 수치가 높은 것과 대장암 위험의 감소 간에 상관관계가 있다고 밝혔다. 기타 연구는 비타민 D의 수치가 가장 높은 사람들에서 진행성 대장암 위험이 가장 낮았다고 한다.

〈국립암연구소저널(JNCI)〉에 발표된 또 다른 연구는 비타민 D의 수치가 높으면 구강 및 식도암, 췌장암과 백혈병 위험이 감소할 수 있다고 시사한다. 아울러 비타민 D와 암 간에 연관성이 있다는 연구 결과들을 검토한 내용으로 2006년 〈미국공중보건저널(AJPH)〉에 발표된 보고서에 따르면, 비타민 D의 섭취를 늘리면 전립선암, 유방암과 난소암 위험이 감소할 수 있다고 한다.

심혈관 질환

하버드의대 연구자들은 비타민 D의 결핍이 고혈압 및 심혈관 위험의 증가와 관련이 있다고 보고했다. 평균 59세인 환자 1,700여명을 대상으로 연구팀은 비타민 D의 수치, 혈압과 기타 심혈관 위험인자를 5년 동안 모니터링했다. 결론은 비타민 D의 수치가 낮은 사람들은 정상인 사람들보다 심혈관 질환 또는 심장발작 위험이 62% 더 높았다는 것이다. 또 다른 하버드 연구도 젊은 여성들에서 동일한 결과를 발견했다.

2009년에 실시된 십대 청소년과 비타민 D 수치에 관한 존스홉킨스의 연구는 비타민 D의 수치와 질환 위험 간에 강한 상관관계를 보여주는 좋은 예이다. 이 연구에서 비타민 D의 혈중 농도가 가장 낮은 십대들은 가장 높은 십대들보다 대사증후군의 발병 위험이 5배, 혈당치가 위험할 정도로 높아질 위험이 3.5배, 고혈압 위험이 2배 이상 더 높은 것으로 나타났다. 이 모두는 나중에 심혈관 질환을 일으키는 위험인자이다.

비만

2009년 시행된 조지아의과대학(MCG)의 연구는 14~19세 청소년 650명 가운데 비타민 D의 혈청 수치가 가장 높은 사람들에서 고콜레스테롤 및 심장질환과 연관된 복부 지방인 내장지방(visceral fat)은 물론 전반적 체지방의 수치가 가장 낮았다고 밝혔다. 아울러 최근의 기타 여러 연구가 계절적인 비타민 D의 수치(태양 노출과 낮의 길이에 따라 다름)와 비만 간에 강한 연관성을 확인했다.

인지 건강

영국 엑시터(Exeter) 소재 페닌슐러의과대학, 케임브리지대학과 미국 미시간대학이 실시한 연구는 비타민 D의 수치와 연령관련 인지 저하 간에 강한 역관계를 보여준다. 이 연구는 64세 이상 노인 2,000여명을 대상으로 하였고 기억, 주의력 및 시공간 방향감 검사 점수가 나쁜 사람들에서 비타민 D가 결핍되어 있다는 사실을 발견했다. 이러한 결과는 치매를 앓는 노인 환자들은 혈중 비타민 D의 수치가, 이 수치가 높거나 거의 정상인 동료 참여자들보다 더 낮았다고 밝힌 이전 예비연구를 지지한다.

관절염

독일 마인츠에 있는 요하네스구텐베르크대학이 시행한 연구는 골관절염으로 인한 장애로 고관절 또는 슬관절 전치환술(total hip or knee replacement)을 받는 남녀의 84.7%에서 비타민 D가 결핍되어 있다고 밝혀,

낮은 골밀도(비타민 D 결핍이 흔히 초래하는 결과)와 골관절염 간의 연관성을 뒷받침한다.

비타민 D와 관절염이 한층 더 강하게 관련되어 있다는 내용은 55~69세 여성 거의 3만 명을 11년 동안 추적한 아이오와 여성건강연구(Women's Health Study)에서 나왔다. 연구 기간 동안 총 152명이 류마티스 관절염을 일으켰다. 연구자들은 비타민 D가 가장 높은 식사를 한 여성들에서 류마티스 관절염의 발생률가 가장 낮았다는 사실을 발견했다.

감염

덴버에 있는 콜로라도대학 연구자들은 비타민 D가 감기와 독감 같은 흔한 질환을 현저히 예방하는 효과를 보인다고 밝혔다. 성인과 사춘기 청소년 약 1만9,000명에 대한 연구에서 혈중 비타민 D의 평균 수치가 가장 낮은 사람들은 비타민 D의 결핍이 없는 사람들에 비해 최근에 호흡기 감염을 일으켰을 가능성이 약 40% 더 높은 것으로 나타났다.

〈내과학보(AIM)〉에 발표된 연구 결과는 비타민 D가 흔한 바이러스성 질환과 싸우는 데 있어 어떻게든 면역계를 지지할 수 있다고 시사한다. 이는 또한 감기와 독감이 덥고 습한 열대성 기후에서는 쉽게 확산되지 않는다고 밝힌 몇 년 전 연구 결과를 설명할 수도 있다. 이러한 지역에서는 지구가 향하는 방향으로 인해 사람들이 태양에 더 많이 노출된다.

전반적 사망률

2009년 초 존스홉킨스 연구는 비타민 D의 수치가 높은 것이 8년에 걸쳐 건강관련 원인으로 인한 전반적 사망률을 26% 감소시켰다고 밝혔다. 그러므로 당신이 심장질환, 암, 뇌졸중, 당뇨병과 신부전으로 사망할 위험은 간단히 당신의 식사에 '햇빛 비타민(sunshine vitamin)'을 더 추가함으로써 감소할 수 있다.

영양소의 관련성

- 칼슘
- 마그네슘
- 비타민 B6
- 엽산
- 비타민 B12

상호작용

콜레스트리라민(cholestryramine), 딜란틴(dilantin)과 페노바비탈(phenobarbital)이란 약물은 비타민 D의 흡수 및/혹은 대사를 방해한다.

보충 권장량

비타민 D3 일일 2,000~5,000IU. 연구 증거에 따라 특정 건강 질환에 비타민 D3의 용량을 일일 1만IU로 증량할 수 있다.

제 17 장

간단한 건강 가치관(Simple Health Value)

요컨대『파워 뉴트리언트 10』의 배경이 되는 철학은 간단하고 긍정적인 것이다. 즉 당신의 건강과 장수에 대한 통제력은 당신에게 있다는 것이다. 이러한 생각은 기타 많은 연구 중에서도, 25년에 걸친 성공적인 노화에 관한 맥아더 연구(MacArthur Study of Successful Aging)에 의해 확인된다. 이 연구는 장수가 70%는 생활습관 선택에, 25%는 유전에, 그리고 5%는 운에 달려 있다고 밝혔다. 그러므로 당신이 부모로부터 유전질환을 물려받은 극소수에 속하지 않는다면 유전적 건강 상태에 갇히는 죄수가 되지는 않는다. 당신의 아버지와 할아버지가 심장발작으로 60세에 사망하였더라도 그것이 당신을 동일한 운명으로 내몰지는 않는다. 그것은 당신의 위험을 높이나, 그러한 정보는 운명이 아니라 당신의 '잠재적인' 건강 결과를 나타낸다. 당신은 시간이 흐름에 따라 당신이 하는 생활습관 선택을 통해 유전자의 발현과 몸의 변화를 통제할 수 있다.

우리가 이 책에서 그러한 긍정적 생활습관 변경의 하나로 영양 보충을 홍보하고 있다는 점은 비밀이 아니다. 식이 보조제로 주요 파워 뉴트리언트를 섭취하는 것은 아주 간단하게, 비용효과적으로, 또 강력하게 영양소 고갈 증후군을 퇴치하는 방법이다. 따라서 미국 식이 보조제 업체들의 협회인

CRN(Council for Responsible Nutrition)이 미국인들의 68%가 1년에 걸쳐 식이 보조제를 섭취하고 있다고 답하였다고 보고한 것도 놀라운 사실이 아니다. 문제는 그들이 자신의 건강을 위해 올바른 조합의 보조제를 섭취하고 있느냐이다. 이는 당신과 경험 많은 의료 전문가가 함께 풀어야 할 문제이다. 만일 당신이 영양 보충을 건강 증진으로 나아가는 길로 보는 개념에 동의하지 않는 의사나 기타 의료 종사자와 현재 상담하고 있다면, 당장 보다 진보적인 견해를 가진 의료 전문가를 찾아보아야 한다.

우리가 이 책에서 충분히 보여주었으리라 기대하지만, 영양 보충은 현대 식사, 농사법 및 식품 제조법과 스트레스 많은 생활습관이 유발하는 영양 결핍을 극복할 수 있다는 생각을 방대한 양의 확실한 과학이 지지한다. 당신이 이 책에서 우리가 설명한 내용을 고려하면서 영양 보충 계획을 수립하거나 기존 프로그램을 수정할 때에는 다음과 같이 하도록 추천한다.

1. 스스로 연구를 한다. 의사와 영양사가 다 아는 것은 아니며, 때로 일부 시의적절한 연구는 의료 전문가가 알지 못하는 사실이나 발견을 드러내줄 수도 있다.

2. 당신의 식사를 검토한다. 당신은 현재 식사를 통해 일부 영양소를 충분히 섭취하고 있는가? 당신은 어떻게 식사를 개선할 수 있는가?

3. 당신이 현재 건강 질환을 지니고 있거나 향후 질환을 일으킬지도 모르는 위험인자를 가지고 있다면 의사와 상담한다. 이렇게 하면 당신이 보조제를 선택하고 용량을 결정하는 데 도움이 될 것이다.

4. 당신이 현재 사용하는 약물을 살펴보고 가능성 있는 부작용을 논의한다. 많은 약물이 체내에서 영양소의 작용을 차단하거나 억제한다. 이를 고려하지 않는다면 맹목적으로 행동하는 것이나 다름없다.

5. 과장 광고를 조심한다. 자격이 없는 많은 사람이 '천연' 보조제에 대해 기이한 주장을 많이 한다. 그러한 주장을 지지하는 확실한 과학적 증

거가 있는지 유의한다.

당신이 2형 당뇨병과 같이 특정한 건강 질환을 바로잡기 위해 보조제를 섭취하고 있지 않는다면 맞춤식 파워 뉴트리언트 복합제를 섭취한 후에도 당장에 큰 차이를 느끼지 못할 수도 있다는 점을 명심하라. 이는 우리의 건강 전략이 장기적 치유와, 아울러 에너지 대사와 혈당 조절에서 뇌 기능과 심혈관 건강에 이르기까지 인체 시스템들의 최적 기능을 촉진하도록 고안되었기 때문이다. 당신은 갑자기 에너지가 솟구치거나 하루아침에 백만 달러의 사나이가 될 수 없다. 그것은 『파워 뉴트리언트 10』의 배경이 되는 철학의 요체가 아니다. 이 책은 시간이 흐름에 따라 건강과 행복감을 개선하도록 고안되어, 당신은 하루아침에 에너지가 극적으로 전환되는 것을 느끼지 못할지라도 1년이나 그 이상에 걸쳐 아마도 자기감정이 나아지고, 안색이 좋아지며, 또 가장 중요하게는 연례 건강검진을 받을 때 더 나은 결과를 얻게 될 것이다.

불경기에도 끄떡없는 건강

이 책을 쓰고 있던 중에 우리는 세계적인 경기 하락이 점점 더 심화되어 거의 붕괴 상태로 접어드는 것을 목격했다. 물론 이는 사람들의 가정, 직장과 퇴직뿐만 아니라 그들의 건강에도 영향을 미친다. 이유는 수백만 명이 일자리에서 해고된 후 건강보험 혜택을 잃고 여기에 수백만 명이 더 도저히 여유가 없어 의사 방문과 기타 의료 처치를 포기하기 때문이다.

그러나 우리가 이미 설명하였듯이 당신은 선제적(proactive) 조치를 취함으로써 경제 혼란의 시기에 당신의 의료비에 대해 어느 정도 통제력을 확보할 수 있다. 『파워 뉴트리언트 10』의 전략은 심각한 건강 질환이 생기기 전에 당신이 건강을 책임지도록 하는, 즉 가능한 한 당신이 '질환에 내성을 갖도록(disease-proof)' 하는 데 기초한다. 그렇게 함으로써 당신은 재원이 빈약한 사람들이 없는 돈을 진료에 쓰도록 하거나 아예 진료 없이 건강 위기의 발생을 무릅쓰도록 하는 많은 건강 질환을 예방할 수 있다.

동일한 맥락에서 우리는 파워 뉴트리언트 보충요법과 대등하게 간단한 건강 가치관(Simple Health Value)의 개념을 홍보한다. 향후 수년에서 수십 년 동안 최대의 건강을 보장하는 것은 종합적인 생활습관 선택의 문제이다. 인체에서 독립적으로 존재하는 것은 없다. 그러므로 당신은 운동을 거부하고, 정크푸드를 먹고, 담배를 피우고, 또 스스로를 일상 스트레스에 노출시키면서 파워 뉴트리언트 보충요법에 착수할 수는 없다. 어느 영양소(비타민 D, 오메가-3 지방산, 항산화물질 등)도 나쁜 생활습관에 대응할 정도로 강력하지는 않다. 그래서 만일 당신이 진정으로 건강을 최적화하고 수많은 미국인이 경험하는 건강 질환 없이 60대, 70대와 그 이상까지 살 가능성을 극대화하고자 한다면, 살아가는 방식의 '모든 것'(먹고, 움직이고, 자고, 놀고, 또 삶의 압박을 다루는 방식)을 바꾸어야 한다. 다행히도 당신이 신병 훈련소에 보내진 것처럼 느끼게 하지 않으면서 이렇게 하는 방법이 있다. 이는 비용이 아주 적게 드는데, 지금 비용 문제는 과거 어느 때보다도 중요하다.

간단한 건강 가치관

간단한 건강 가치관의 개념은 우리가 논의한 파워 뉴트리언트 프로그램을 완벽히 보완하는 5가지 기본 원칙에 입각하고 있다. 그 원칙은 다음과 같다.

1. 물을 더 많이 마신다.
2. 신선한 식품을 먹는다.
3. 매일 움직인다.
4. 휴식을 더 많이 갖는다.
5. 매일 심호흡을 한다.

바로 이거다. 간단한 건강 가치관의 접근법이 모든 배경과 모든 건강 수준의 사람들에게 매우 효과적인 이유는 그것이 아무것도 빼지 않는다는 점이다. 그건 혁신적이다. 우리는 당신에게 일단의 식품을 포기하라거나 탄산음료 마시는 것을 중단해야 한다고 말하지 않는다. 패스트푸드인 햄버거 대신에 샐러드를 먹는다면 당신의 건강이 나아지겠는가? 아마도. 그러나 중요한 생활습관을 변경시키도록 사람들에게 조언할 때 실패하는 지름길의 하나는 손가락을 저으며 안 된다고 하는 것이다. 아무도 자기가 하는 일은 모두 잘못이라는 말을 듣고 싶은 사람은 없다. 이러한 말은 사람들에게 최선의 이익이 될 경우에도 분개와 거부감을 일으키기 십상이다.

그러므로 간단한 건강 가치관은 이와 반대의 접근법을 취한다. 즉 당신의 일상생활에 좋은 건강 가치관을 심어준다. 우리는 좋은 것을 추가하라고 하지, 아무것도 빼라고 요청하지는 않는다. 시간이 흘러 일상생활에 유익한 선택이 쌓여 건강이 향상되면, 당신은 스스로 나쁜 습관이나 건강에 해로운 식품을 제거하기로 결정하게 된다. 이러한 자발적 결정이 진정한 생활습관 변경이 오래 지속되게 하는 유일한 방법이다. 그것이 우선사항이 되기 때문에 당신은 스스로 그것을 선택한다. 그래서 당신이 우리가 설명한 영양 정보를 어떻게 활용할지를 고려할 때에는 아울러 간단한 건강 가치관의 5가지 요소를 100세까지 살기 위한 당신의 전반적 계획의 일부로 포함시키도록 추천한다.

1. 물을 더 많이 마신다. 물은 아직도 당신이 몸에 투입할 수 있는 최고의 액체이다. 탈수를 막는 것 외에도 물을 마시면 적어도 2가지 강력한 효과가 있는 것으로 입증됐다. 첫째, 식사 전에 물을 마시면 더 배부르다고 느끼고 보다 적게 먹어 물은 체중 감량과 유지에 훌륭한 도구가 된다. 두 번째 효과도 체중과 관련이 있다. 즉 냉수를 마시면 물을 체온으로 덥히기 위해 더 많은 에너지가 사용되므로 신체의 대사율이 증가한다. 또한 물을 충분히 마시면 신장이 세척되고 적절히 작용한다. 그러므로 주요 관심사는 수분의 유지이지만 깨끗한 냉수를 마시면 일부 유익한 효과를 덤으로 얻게 된다.

2. 신선한 식품을 먹는다. 이는 보다 신선한 과일과 채소를 매일 섭취하라는 의미이다. 간단한 건강 가치관은 당신의 식사에서 특정 식품을 빼라는 취지가 아니라, 책상에 앉아 있을 때 꼬마당근을 간식으로 추가하거나, 아침 시리얼에 약간의 블루베리를 얹거나, 혹은 운동을 마쳤을 때 아삭아삭한 붉은 포도를 간식으로 먹으라는 의미이다. 여기서 전반적 계획은 식료품점의 중앙이 아닌 주변에서 장을 봐(가공식품이 있는 중심 통로를 피해 신선한 농산물, 견과, 씨, 탈지 유제품과 가금류를 사라는 의미) 가공되지 않은 자연 식품을 가능한 한 많이 섭취하는 것이다.

유기농이면 더 좋고 당신의 정원에서 재배하였다면 최상이겠으나, 공급원이 어디든 간에 목표는 당신의 식사에 매일 4~6인분의 과일 및/혹은 채소를 추가하는 것이고 종류가 다양할수록 더욱 좋다. 이런 식으로 먹으면 필수 파워 뉴트리언트를 섭취하는 것 이상이 된다. 당신은 섬유질과 아울러 영양소의 작용을 향상시키도록 돕는 자연 식품의 기타 성분뿐만 아니라, 식물성생리활성물질(phytochemical)과 우리가 아직 충분히 이해하지 못하고 있는 기타 화합물도 섭취하게 된다.

3. 매일 움직인다. 매일 조금 더 운동을 하면 어떻게 되는지 계산해보자. 무엇보다도 단기 및 장기에 있어 체중 감량은 '더 적게 먹고 보다 많이 움직인다'는 2가지 요인으로 귀결된다. 2009년 발표된 연구는 영양과 체중 감량 전문가들이 오랫동안 말해온 내용, 즉 '중요한 것은 칼로리이지 먹는 음식의 종류가 아니다'라는 신념을 확인했다. 이제는 음식의 종류가 콜레스테롤과 혈당 같은 건강의 기타 측면에 영향을 미치나, 당신이 건강한 체중에 이르려 한다면 칼로리는 칼로리일 뿐이다(a calorie is a calorie).

칼로리는 그저 열량의 단위로, 물 1㎤을 1℃ 올리는 데 필요한 열량을 말한다. 3,500칼로리를 생성할 정도의 에너지를 함유한 음식을 섭취할 경우에 당신의 몸이 그러한 칼로리를 에너지로 소비하지 않는다면 체지방 1파운드(0.45킬로그램)가 저장된다. 그래서 당신이 체지방 1파운드를 감량하고자 한다면 섭취하는 것보다 3,500칼로리를 더 연소해야 한다. 당신은 250파운드(113킬로그램)가 나가고 운동을 싫어하지만 체중을 감량하려 한다고 하자. 당신은 식사를 전혀 변경시키지 않지만 매일 출퇴근하면서 걷기 시작해 왕복 보행거리가 2마일(3.2킬로미터)이라고 하자. 당신이 평균 시속 3마일(4.8킬로미터)의 속도로 걷는다면 매일 265칼로리를 더 연소하게 된다.

이는 당신이 주 5일 출퇴근하면서 걷고 기타 생활습관은 아무것도 바꾸지 않는다면 다음해에 약 19파운드(8.6킬로그램)를 감량하게 된다는 의미이다. 당신은 기타 아무것도 변화시키지 않으면서 일상생활에 움직임을 조금 추가하는 이 단순한 전략으로 3년 후 체중이 200파운드(91킬로그램)나 아마도 190파운드(86킬로그램)로 줄 것이다(체중이 200파운드에 가까워지면 정체되어 체중 감량이 덜하다). 그리고 체중 감량은 점진적이었고 생활습관 변경으로 왔기 때문에 당신은 계속 체중을 감량하기 쉽고, 아울러 당뇨병, 심장질환과 암 위험을 감소시킬 수 있다.

자, 이제 당신의 몸을 매일 조금 더 움직여준다는 생각이 어떻게 들리는 가? 당신은 하루에 2마일을 걷거나, 엘리베이터 대신 계단을 택하거나, 혹은 스스로 정원을 가꿀 수 있다고 생각하는가? 그것이 당신의 건강을 극적으로 향상시킨다는 의미라면 말이다.

4. 휴식을 더 많이 갖는다. 이는 수면만을 말하는 것이 아니다. 미국수면 재단(NSF)에 의하면 미국인 7,000만 명이 어떻든 수면장애를 겪고 있 다고 하므로 그럴 수 있기는 하지만 말이다. 아울러 우리는 휴식, 즉 깨 어 있기는 하지만 머리와 감각을 쉬게 하는 정신적 휴식을 말한다(핸드 폰을 받거나 이메일을 체크하지 않음으로써). 휴식과 수면은 스트레스 에 대처하기 위한 대단히 중요한 메커니즘이며, 우리가 설명하였듯이 임 상적 우울증과 밀접히 관련되어 있다.

휴식에 대한 간단한 건강 가치관의 처방은 쉽다. 즉 휴식과 수면을 우선 시하라는 것이다. 비록 잠을 줄이는 일은 자랑할 만한 어떤 것이기는 하 지만, 우리 문화에서는 몸과 마음을 재충전하는 잠을 덜 자는 것이 영웅 시되는 경우가 너무 흔하다. 잠을 줄이는 것은 정신 수행능력을 억제하 고 스트레스 호르몬의 장기적 효과를 악화시키는 지름길이다. 수면 단 축을 격려하는 대신, 우리는 당신 자신의 취침의식(sleep ritual)을 만들 도록 추천한다. 수면이 자기만의 공간과 취침 전 절차를 갖는 신성한 어 떤 것이 되는 의식 말이다. 휴식의 경우에는 간단히 당신의 일상에서 15 분을 할애해 조용히 명상을 하거나, 자연 속을 걷거나, 혹은 그저 공상 을 하라. 이 모든 활동으로 뇌는 휴식하면서 신경화학물질을 보충할 수 있고 건강과 집중력이 향상될 수 있다. 혈압에 해로울 리는 없다는 점은 확실하다.

5. 매일 심호흡을 한다. 당신은 지금 어떻게 숨을 쉬고 있는가? 우리는

모두 특별히 의식하지 않으면 숨을 쉬고 있다는 사실을 모르나, 대부분이 거의 하루 종일 얕은 숨을 쉰다. 얕은 호흡은 신체의 산소 수치를 떨어뜨리고, 에너지 수준을 감소시킬 수 있으며, 또 스트레스 반응을 증가시킨다. 빠르고 얕게 호흡하면 몸은 이를 뭔가 스트레스 상황이 벌어지고 있다는 의미로 해석하며, 투쟁 도피 반응이 가동된다. 이는 코르티솔과 기타 강력한 호르몬의 분비를 의미할 수 있고 이러한 분비는 시간이 흐르면서 혈압을 상승시키고, 동맥을 손상시키며, 또 우리가 설명하였던 손상을 일으킨다.

의식적인 심호흡은 스트레스의 효과를 감소시키고 즉각적인 행복감을 가져오는 최선의 방법들 중 하나이다. 호흡은 우리가 의식적으로 조절할 수 있는 유일한 자율신경 기능이며, 그렇게 하면 몸이 강력한 이완 효과를 볼 수 있다. 느리고 깊게 호흡할 경우에 몸의 스트레스 반응은 가라앉는다. 심박수와 혈압도 내려간다. 모든 것이 이완된다. 이 때문에 환자에게 심호흡을 하는 패턴을 가르침으로써 혈압을 떨어뜨리도록 고안된 제품이 FDA의 승인을 받았으며, 이 제품은 효과가 있다.

강력한 전략

당신이 간단한 건강 가치관의 5가지 조치와 일일 파워 뉴트리언트 보충 계획을 결합시킨다고 상상해보라. 그러면 당신은 영양소 결핍을 바로잡고, 현재의 건강을 최적화하며, 또 향후 질환을 예방하기 위해 가능한 거의 모든 것을 하고 있는 셈이다. 또한 당신은 감당할 수 없는 의료비를 방지하고 오래도록 활력적인 삶을 누릴 가능성이 극대화된다. 그리고 여기에 필요한 전부는 당신의 선택일 뿐이다.

우리는 당신에게 정보를 제공했다. 우리는 당신에게 타당한 이유와 사실

그리고 우리가 줄 수 있는 최선의 조언을 제시했다. 나머지는 당신의 몫이다. 건강은 그저 돈 문제 이상의 재산이며, 당신이 어떤 선택을 하던 우리는 당신이 부자가 되기를 바란다.

참고문헌

Chapter 4

Kenchaiah, Satish M.D., Evans, Jane C. D.Sc., Levy, Daniel M.D., Wilson, Peter W.F.M.D., Benjamin, Emelia J. M.D., Larson, Martin G. S.D., Kannel, William B. M.D., M.P.H., and Vasan, Ramachandran S. M.D. Obesity and the Risk of Heart Failure *New England Journal of Medicine* Volume 347:305-313, August I, 2002, Number 5.

Natori, Shunsuke, Lai, Shenghan, Finn, J. Paul, Gomes, Antoinette S., Hundley, W. Gregory, Jerosch-Herold, Michael, Pearson, Gregory, Sinha, Shantanu, Arai, Andrew, Lima, Joao A. C. and Bluemke, David A. Cardiovascular Function in Multi-Ethnic Study of Atherosclerosis: Normal Values by Age, Sex, and Ethnicity. *American Journal of Roentgenology* 2006; 186:S357-S365.

Selvin, Elizabeth, Coresh, Josef, Golden, Sherita H., Brancati, Frederick L., Folsom, Aaron R. and Steffes, Michael W. High Blood Sugar Levels a Risk Factor for Heart Disease Diabetics and Non-Diabetics at Increased Risk, *John Hopkins/Bloomberg School of Public Health Dept. of Epidemiology* September 13, 2005.

Furberg, Curt D. Treatment of Hypertension: A Failing Report Card. *American Journal of Hypertension* (2009); 22, 1, 1-2.

Chapter 5

National Center for Research Resources (NCRR). Study of Depression, Peptides, and Steroids in Cushing's Syndrome. *ClinicalTrials*.gov Identifier NCT00004334.

Mezzich, J.E., Peralta, V., Cuesta, M.J. Sleeplessness and Paranoid Thinking. *World Psychiatry. Official Journal of the WPA* Volume 6, Number 2, June 2007.

Tasali, Esra and Penev, Plamen (University of Chicago) and Spiegel, Karine (Universite Libre de Bruxelles, Belgium). The National Institutes of Health, the European Sleep Research Society, the Belgian Fonds de la Recherche Scientifique Medicale, the University of Chicago Diabetes Research and Training Grant and the University of Chicago Clinical Research Center funded this study. Sleep loss boosts appetite, may encourage weight gain. December 6, 2004.

Ohayon, Maurice M., and Roth, Thomas. Place of chronic insomnia in the course of depressive and anxiety disorders. *Journal of Psychiatric Research* 2003; Vol. 37: pages 9-15.

Docherty, John. Chromium picolinate may reduce depression symptoms. *Nutraingredients-usa.com* 03-Jun-2004.

Naftalin, Richard, Afzal. Iram, Cunningham, Philip, Ross, Clare, Salleh, Naguib and Milligan, Staurt, Interactions of testosterone, androstenedione, green tea catechins and the anti-androgen Flutamide with the external glucose binding site of the human glucose transporter, *GLUT1*, University of College London (2003), J Physiol 547P, C133.

Chapter 6
Nevitt, Michael C. Department of Epidemiology and Biostatistics, University of California, San Francisco, Obesity Outcomes in Disease Management: Clinical Outcomes for Osteoarthritis, *Obesity Research* (2002) 10, 33S-37S.

Hart, D, Spector, T, Egger, P, Coggon, D and Cooper, C. Defining osteoarthritis of the hand for epidemiological studies: the Chingford Study. *Ann Rheum Dis* 1994 April; 53(4): 220-223.

Ragovin, Helene, The Possible Adventures of Super D. Tufts University Vitamin Research Department 2009. *Tufts Nutrition* Fall 2008.

Glowacki, Julie PhD, Hurwitz, Shelley PhD, Thornhill, Thomas S. MD, Kelly, Michael BA and LeBoff, Meryl S. MD. Osteoporosis and Vitamin-D Deficiency Among Postmenopausal Women with Osteoarthritis Undergoing Total Hip Arthroplasty. *The Journal of Bone and Joint Surgery* (American) 85:2371-2377 (2003).

McAlindon, Timothy E. DM; Felson, David T. MD; Zhang, Yuqing DSc; Hannan, Marian T. DSc; Aliabadi, Piran MD; Weissman, Barbara MD; Rush, David MD; Wilson, Peter W.F. MD; and Jacques, Paul ScD. Relation of Dietary Intake and Serum Levels of Vitamin D to Progression of Osteoarthritis of the Knee among Participants in the Framingham Study. *Annals of Internal Medicine* 1 September 1996 Volume 125 Number 5.

Dr. James Dowd. *The Vitamin D Cure.* New Jersey: Wiley Publications, 2009.

Chapter 7
Berkson, Burton M. MD, MS, PhD. Alpha Lipoic Acid and Liver Disease. *Douglas Laboratories NutriNews* Vol 4, No.2, 1996.

Hager K, Marahrens A, Kenklies M, Riederer P, Munch G. Alpha-Lipoic Acid as a New Treatment Option for Azheimer Type Dementia. *Arch Gerontol Geriatr* 2001 Jun; 32 (3): 275-282.

Larsen, Hans R. MSc ChE. Alpha-Lipoic Acid: The Universal Antioxidant. *International Health News* ISSN 1203-1933.

Campochiaro, Peter et al. Scientists slow vision loss with vitamin E, alpha-lipoic acid and other antioxidant chemicals. *Medical Research News* 24. July 2006 06:56.

Chapter 8

Dawson, Beryl APD; Favaloro, Emmanuel J. PhD. High Rate of Deficiency in the Amino Acids Tryptophan and Histidine in People with Wounds: Implication for Nutrient Targeting in Wound Management-A Pilot Study. *Advances in Skin & Wound Care* February 2009 - Volume 22 - Issue 2 - pp 79-82.

Zhang, Cheng, Gao, Kim Sung-Jin. Taurine Induces Anti-Anxiety by Activating Strychnine-Sensitive Glycine Receptor in vivo. *Annals of Nutrition and Metabolism* Vol. 51, No. 4, 2007.

Jobgen, Wenjuan, Meininger, Cynthia J., Jobgen, Scott C., Li, Peng, Lee, Mi-Jeong, Smith, Stephen B., Spencer, Thomas E., Fried, Susan K. and Wu, Guoyao. Dietary L-Arginine Supplementation Reduces White Fat Gain and Enhances Skeletal Muscle and Brown Fat Masses in Diet-Induced Obese Rats1-3. *Journal of Nutrition* Vol. 139, No. 2, 230-237, February 2009.

Chapter 9

Erlund, Iris, Koli, Raika, Alfthan, Georg, Marniemi, Jukka, Puukka, Pauli, Mustonen, Pirjo, Mattila, Pirjo and Jula, Antti. Favorable effects of berry consumption on platelet function, blood pressure, and HDL cholesterol. *American Journal of Clinical Nutrition* Vol. 87, No. 2, 323-331, February 2008.

Hana, Sung Nim, Meydania, Mohsen, Wua, Dayong, Benderb, Bradley S., Smitha, Donald E., Viñac, josé, Caod, Guohua, Priora, Ronald L. and Meydania, Simin Nikbin. Effect of Long-term Dietary Antioxidant Supplementation on Influenza Virus Infection. *The Journals of Gerontology Series A: Biological Sciences and Medical Sciences* 55:B496-B503 (2000).

Nurk, Eha, Refsum, Helga, Drevon, Christian A., Tell, Grethe S., Nygaard, Harald A.,

Engedal, Knut and Smith, A. David. Intake of Flavonoid-Rich Wine, Tea, and Chocolate by Elderly Men and Women Is Associated with Better Cognitive Test Performance1-3. *Journal of Nutrition* Vol. 139, No. 1, 120-127, January 2009.

Karatzi, Kalliopi PhD, Papamichael, Christos MD, Karatzis, Emmanouil MD, Papaioan-nou, Theodore G. PhD, Voidonikola, Paraskevi Th.MD, Vamvakou, Giorgia, D. MD, Lekakis, John MD and Zampelas, Antonis PhD. Postprandial Improvement of Endothe-lial Function by Red Wine and Olive Oil Antioxidants: A Synergistic Effect of Compo-nents of the Mediterranean Diet. *Journal of the American College of Nutrition* Vol. 27, No. 4, 448-453 (2008).

Chapter 10

Anton, S.D., Morrsion, C.D., Cefalu, W.T., Martin, C.K., Coulon, S., Geiselman, P., Han, H., White, C.L., Williamson, D.A. Effects of Chromium Picolinate on Food Intake and Satiety. *Diabetes Technology & Therapeutics* October 2008, Volume 10, Issue 5, Pages 405-412.

Anderson, Richard A. PhD, FACN. Chromium, Glucose Intolerance and Diabetes. *Jour-nal of the American College of Nutrition* Vol. 17, No. 6, 548-555 (1988).

Anderson, R. A. Effects of Chromium on Body Composition and Weight Loss. *Nutrition Review* 1998 Sep, Vol 56; Number 9, pages 266-270.

Kaatsa, Gilbert R., Blumb, Kenneth, Fisherc, Jeffrey A. and Adelman, Jack A. Effects of chromium picolinate supplementation on body composition: a randomized, double-masked, placebo-controlled study. *Current Therapeutic Research* Volume 57, Issue 10, 1996, pages 747-756.

Chapter 11

Morre, DM, Kern, D, et al. Supplementation with CoQ10 lowers age-related (ar) NOX levels in healthy subjects. *Biofactors* 2008; 32(1-4): 221-30.

Gardiner, Paula, Woods, Charles and Kemper, Kathi J. Dietary supplement use among health care professionals enrolled in an online curriculum on herbs and dietary supple-ments. *BMC Complementary and Alternative Medicine* 2007; 7: 21.

Berman, Marius M.D., Erman, Arie Ph.D., Ben-Gal, Tuvia M.D., Dvir, Dan M.D., Georghiou, Georgios P. M.D., Stamler, Alon M.D., Vered, Yaffa Ph.D., Vidne, Bernardo A. M.D., Aravot, Dan M.D. Clinical Investigation Coenzyme Q10 in patients with end-stage heart failure awaiting cardiac transplantation: A randomized, placebo-controlled study. *Clinical Cardiol* Volume 27 Issue 5, pages 295-299.

Baggioc, E., Gandinic, R., Plancherc. A.C., Passeric, M. and Carmosino, G. Italian multicenter study on the safety and efficacy of coenzyme Q10 as adjunctive therapy in heart failure. *Molecular Aspects of Medicine* Volume 15, Supplement 1, 1994, Pages s287-s294.

Molyneux, Sarah L. PhD, Florkowski, Christopher M. MD, George, Peter M. MB, BS, Pilbrow, Anna P. PhD, Frampton, Christopher M. PhD, Lever, Michael PhD and Richards, A. Mark MD, PhD. Coenzyme Q10: An Independent Predictor of Mortality in Chronic Heart Failure. *J Am Coll Cardiol* 2008 Oct 28; 52(18), 1435-1441.

Teran, Enrique, MD, PhD. Coenzyme Q10 Supplementation and Development of Preeclampsia. *ClinicalTrials.gov* Identifier: NCT00300937.

Sena, C., Nunes, E., Gomes, A., Santos, M., Proenca, T., Martins, M., Seiça, R. Supplementation of coenzyme Q10 and α-tocopherol lowers glycated hemoglobin level and lipid peroxidation in pancreas of diabetic rats. *Nutrition Research* Volume 28, Issue 2, 113-121.

Chapter 12

Columbia University. The Effect of Omega-3 Polyunsaturated Fatty Acids in Congestive Heart Failure. *ClinicalTrials.gov.* Identifier: NCT00944229.

Shah, Keyur B.; Duda, Monika K.; O'Shea, Karen M.; Sparagna, Genevieve C.; Chess, David J.; Khairallah, Ramzi J.; Robillard-Frayne, Isabelle; Xu, Wenhong; Murphy, Robert C.; Des Rosiers, Christine; Stanley, William C. The Cardioprotective Effects of Fish Oil During Pressure Overload Are Blocked by High Fat Intake. Role of Cardiac Phospholipid Remodeling. *Hypertension* 2009; 54: 605-611.

Liang, Bin, Wang, Shan, Ye, Ying-Jiang, Yang, Xiao-Dong, Wang, You-Li, Qu, Jun, Xie, Qi-Wei and Yin, Mu-Jun. Impact of postoperative omega-3 fatty acid-supplemented parenteral nutrition on clinical outcomes and immunomodulations in colorectal cancer patients. *World J Gastroenterol* 2008 April 21; 14(15): 2434-2439.

Valdivielso, Pedro, Rioja, José, García-Arias, Cárlota, Sanchez-Chaparro, Miguel Angel, and González-Santos, Pedro. Omega 3 fatty acids induce a marked reducation of apolipoprotein B48 when added to fluvastatin in patients with type 2 diabetes and mixed hyperlipidemia: a preliminary report. *Cardiovascular Diabetology* 2009, 8:1.

Gonzalez-Periz, A., Horrillo, R., Ferre, N., Gronert, K., Dong, B., Moran-Salvador, Titos, E., Martinez-Clemente, E. M., Lopez-Parra, M., Arroyo, V., Claria, J. Obesity-induced insulin resistance and hepatic steatosis are alleviated by ω-3 fatty acids: a role for re-solvins and protectins. *FASEB Journal* 2009:23: 1946-1957.

Peoples, Gregory E PhD; McLennan, Peter L PhD; Howe, Peter R C PhD; Groeller, Herbert PhD. Fish Oil Reduces Heart Rate and Oxygen Consumption During Exercise. *Journal of Cardiovascular Pharmacology* December 2008 - Volume 52 - Issue 6 - pages 540-547.

Brox, J, Bjørnstad, E, Olaussen, K, Østerud, B, Almdahl, S and Løchen, M L. Blood lipids, fatty acids, diet and lifestyle parameters in adolescents from a region in northern Norway with a high mortality from coronary heart disease. *EJCN (European Journal of Clinical Nutrition)* July 2002, Volume 56, Number 7, pages 694-700.

Donaghue Medical Research Foundation. Effects of Omega-3 Fatty Acids on Bone and Frailty. *ClinicalTrials.gov* Identifier: NCT00634686.

Logan, Alan C. Omega-3 fatty acids and major depression: A primer for the mental health professional. *Lipids in Health and Disease* 2004, 3:25.

Conklin, Dr. Sarah. Omega 3 Fatty Acids Influence Mood, Impulsivity And Personality, Study Indicates. University of Pittsburgh Medical Center (2006, March 4).

Marangell, Lauren B. M.D., Martinez, James M. M.D., Zboyan, Holly A. B.A., Kertz, Bar-bara M.A., Seung Kim, H. Florence M.D., and J. Puryear, Lucy M.D. A Double-Blind, Placebo-Controlled Study of the Omega-3 Fatty Acid Docosahexaenoic Acid in the Treatment of Major Depression. *Am J Psychiatry* 160:996-998, May 2003.

S. Jazayeri, M. Tehrani-Doost; S.A. Keshavarz, M. Hosseini, A. Djazayery, H. Amini, M. Jalali, M. Peet. Comparison of therapeutic effects of omega-3 fatty acid eicosapen-taenoic acid and fluoxetine, separately and in combination, in major depressive disorder. Australian and *New Zealand Journal of Psychiatry* Volume 42, Issue 3, pages 192-198.

Richardson AJ, and Puri BK. The potential role of fatty acids in attention-deficit/hyper-activity disorder. *Prostaglandins, Leukotrienes and Essential Fatty Acids* Volume 63, Issues 1-2, July 2000: pages 79-87.

Chapter 13

Clegg, D, et al. Glucosamine, Chondroitin Sulfate, and the Two in Combination for Painful Knee Osteoarthritis. *New England Journal of Medicine* 2006; 354:795-808.

Chapter 14

Kuriyama S, Shimazu T, Ohmori K, Kikuchi N, Nakaya N, Nishino Y, Tsubono Y, Tsuji I. Green tea consumption and mortality due to cardiovascular disease, cancer, and all causes in Japan: the Ohsaki study. *JAMA* 2006 Sep 13; 296(10):1255-65.

Sumpio, Bauer MD. Green Tea and the "Asian Paradox". *Journal of the American College of Surgeons* 202: 813-825 (May 2006).

Bettuzzi S, Brausi M, Rizzi F, Castagnetti G, Peracchia G, Corti A. Chemoprevention of human prostate cancer by oral adminstration of green tea catechins in volunteers with high-grade prostate intraepithelial neoplasia: a preliminary report from a one-year proof-of-principle study. *Cancer Res* 2006; 66(2):1234-40.

Borrelli F, Capasso R, Russo A, Ernst E. Systematic review: green tea and gastrointestinal cancer risk. *Aliment Pharmacol Ther* Mar 1, 2004;19(5):497-510.

Fukino Y, Ikeda A, Maruyama K, Aoki N, Okubo T, Iso H. Randomized controlled trial for an effect of green tea-extract powder supplementation on glucose abnormalities. *Eur J clin Nutr* 2007 June.

Gross G. Meyer KG, Pres H, Thielert C, Tawfik H, Mescheder A. A randomized, doubleblind, four-arm parallel-group, placebo-controlled Phase II/III study to investigate the clinical efficacy of two galenic formulations of Polyphenon(R) E in the treatment of external genital warts. *J Eur Acad Dermatol Venereol* 2007; 21 (10):1404-12.

Hudson, Tori. Green tea enhances survival of ovarian cancer patients. *Townsend Letter for Doctors and Patients*, Dec, 2005.

Binns C, et al. Green tea consumption enhances survival of epithelial ovarian cancer patients. *Asia Pac J Clin Nutr* 2004; 12(Suppl):S116.

Imai K, Nakachi K. Cross sectional study of effects of drinking green tea on cardiovascular and liver diseases, *BMJ* 1995 Mar 18; 310(6981):693-6.

Zhang XG, Xu P, Liu Q, Yu CH, Zhang Y, Chen SH, Li YM. Effect of tea polyphenol on cytokine gene expression in rats with alcoholic liver disease. *Hepatobiliary Pancreat Dis Int* 2006 May; 5(2):268-72

Wang, H, Wen Y, Yan X, Guo, H, Rycroft, JA, Boon N, Kovacs, EM, Mela, DJ. Effects of catechin enriched green tea on body composition. *Obesity* (Silver Spring) 2009 Aug 13.

Boon, Niels Dr. Green Tea Promotes Weight Loss, New Research Finds. *Medical News Today.* 10 Sep 2009.

Maki, Kevin C., Reeves, Matthew S., Farmer, Mildred, Yasunaga, Koichi, Matuso, Noboru, Katsuragi, Yoshihisa, Komikado, Masanori, Tokimitsu, Ichiro, Wilder, Donna, Jones, Franz, Blumberg, Jeffrey B. and Cartwright, Yolanda. Green Tea Catechin Consumption Enhances Exercise-Induced Abdominal Fat Loss in Overweight and Obese Adults. *Journal of Nutrition* Vol. 139, No. 2, 264-270, February 2009.

Rueff, José, Gaspar, Jorge and Laires, António, Structural requirements for mutagenicity of flavonoids upon nitrosation. A structure-activity study. *Mutagenesis* vol. 10 no. 4 pp. 325-328, 1995.

Chapter 15

Rabbani, Ramin and Topol, Eric J. Strategies to achieve coronary arterial plaque stabilization. *Cardiovascular Research* 1999 41 (2):402-417.

Sumner, M., Elliott-Eller, M., Weidner, G., Daubenmier, J., Chew, M., Marlin, R., Raisin, C., Ornish, D. Effects of Pomegranate Juice Consumption on Myocardial Perfusion in Patients with Coronary Heart Disease. *The American Journal of Cardiology* Volume 96, Issue 6, Pages 810-814.

Ignarro, LJ, Byrns, Re, Sumi, D, de Nigris, F, Napoli, C. Pomegranate juice protects nitric oxide against oxidative destruction and enhances the biological actions of nitric oxide. *Nitric Oxide* 2006 Sep; 15(2): 93-102.

Chapter 16

Fish, E., Beverstein, G., Olson, D., Reinhardt, S., Garren, M., Gould, J. QS82. Vitamin D Status of Morbidly Obese Bariatric Surgery Patients. *Journal of Surgical Research* Volume 144, Issue 2, Pages 301-301.

Holick, Michael F.M.D., Ph.D. Vitamin D Deficiency. *N Engl J Med* 2007; 357: 266-81.

Lipworth, L., Rossi, M., McLaughlin, J. K., Negri, E., Talamini, R., Levi, F., Franceschi, S. and La Vecchia, C. Dietary vitamin D and cancers of the oral cavity and esophagus. *Annals of Oncology* 2009 20(9): 1576-1581.

Chlebowski, Rowan T., Johnson, Karen C., Kooperberg, Charles, Pettinger, Mary, Wactawski-Wende, Jean, Rohan, Tom, Rossouw, Jacques, Lane, Dorothy, O'Sullivan, Mary Jo, Yasmeen, Shagufta, Hiatt, Robert A., Shikany, James M., Vitolins, Mara, Khandekar, Janu, Hubbell, F. Allan for the Women's Health. Calcium Plus Vitamin D Supplementation and the Risk of Breast Cancer. *JNCI Journal of the National Cancer Institute* 2008; 100(22): 1581-1591.

Prepared by the editors at Harvard Health Publications in consultation with Meir J. Stampfer, M.D., Dr.P.H., Professor of Epidemiology and Nutrition, Harvard School of Public Health. *Vitamins and Minerals: What you need to know, a Special Health Report from Harvard Medical School*, Copyright © 2008 by Harvard University.

Theodoratou, E, Farrington, SM, Tenesa, A, McNeill, G, Cetnarskyj, R, Barnetson, RA, Porteous, ME, Dunlop, MG, Campbell, H. Modification of the inverse association between dietary vitamin D intake and colorectal cancer risk by a FokI variant supports a chemoprotective action of Vitamin D intake mediated through VDR binding, *Int J Cancer* 2008; 123(9):2170-9.

American Heart Association (2009, March 18). Low Vitamin D Levels Associated With Several Risk Factors In Teenagers. *Science Daily.*

Reis, JP, von Muhlen, D, Miller, III ER, et al. Vitamin D status and cardiovascular disease risk factors in the us adolescent population. *AHA 49th Annual Conference on Cardiovascular Disease Epidemiology and Prevention*; March 11, 2009; Palm Harbor, FL. Poster P54.

Saintonge, S, Bang, H, Vogiatzi, MG, et al. Is the relevance of vitamin D deficiency increasing? Data from the National Health and Nutrition Examination Survey: 1988-1994 and 2001-2006. *AHA 49th Annual Conference on Cardiovascular Disease Epidemiology and Prevention*; March 11, 2009; Palm Harbor, FL. Abstract 9.

Medical College of Georgia. Vitamin D Supplement Study for Adolescents (VIP). *ClinicalTrial.gov* Identifier: NCT00909454.

Hilliard, Jennifer. Not enough vitamin D in the diet could mean too much fat on adolescents. *Medical College of Georgia News.* - 2009 March 12.

The Peninsula College of Medicine and Dentistry(2009, January 24). Low Levels Of Vitamin D Link To Cognitive Problems In Older People. *Science Daily.*

Breijawi, N., Eckardt, A., Pitton, M.B., Hoelzl, A.J., Giesa, M., von Stechow, D., Haid, F., Drees, P. Bone Mineral Density and Vitamin D Status in Female and Male Patients with Osteoarthritis of the Knee or Hip. *European Surgical Research* 2009; 42(1): 1-10.

Merlino LA, Curtis J, Mikuls TR, Cerhan JR, Criswell LA, Saag KG; Iowa Women's Health Study. Vitamin D intake is inversely associated with rheumatoid arthritis: results from the Iowa Women's Health Study. *Arthritis Rheum* 2006 Nov; 54(11):3719-20.

The University of Colorado Denver School of Medicine. Vitamin D deficiency may increase risk of colds, flu. Published: Monday, February 23, 2009 - 17:11 in *Health & Medicine.*

Melamed, Michal L., MD, MHS, Michos, Erin D. MD, Post, Wendy MD, MS and Astor, Brad PhD. 25-hydroxyl Vitamin D Levels and the Risk of Mortality in the General Population. *Arch Intern Med* 2008 August 11; 168(15): 1629-1637.

Kubzansky, LD, Berkman, LF, Glass, TA and Seeman, TE. Is educational attainment associated with shared determinations of health in the elderly? Findings from the MacArthur Studies of Successful Aging. *Psychosomatic Medicine* Vol 60, Issue 5 578-585.

Diets That Reduce Calories Lead to Weight Loss, Regardless of Carbohydrate, Protein or Fat Content. Long-Term Study Shows That Attending Counselling Sessions Also Key to Promoting Weight Loss. *Harvard School of Public Health 2009* Releases Wednesday, February 25, 2009.

감사의 글

많은 후원자가 『파워 뉴트리언트 10』의 구상과 출간에 활력을 불어넣었습니다. 책이 출간되기까지 일조를 해주신 분들께 일일이 겸허하고 진심어린 감사를 표하고 싶습니다.

아울러 '건강관리는 정말로 자기관리'라고 믿고 우리의 건강 메시지를 자신의 가족, 친구 및 동료직원과 기꺼이 공유하려 하는 독자들에게도 감사를 드립니다. 우리는 독자들이 자신의 건강을 스스로 책임지고 삶의 질에 긍정적이면서도 지속적인 영향을 미치도록 힘을 실어줄 목적으로 『파워 뉴트리언트 10』을 출간했습니다.

우리는 다음 분들에게 심심한 감사를 표합니다.

우리의 가족과 친구는 책이 출간되기까지 끊임없는 사랑과 성원을 보내주었습니다.

우리의 친구이자 사업 파트너인 데이브 브루베이커(Dave Brubaker)의 기업가 정신과 사업 감각은 우리를 성공으로 이끄는 데 도움이 되었습니다.

책 제작팀에게 감사를 드립니다. 우정과 리더십을 보여주고 프로젝트 관리를 담당한 메리애나 영(Maryanna Young), 연구 지원을 해준 섀넌 트레이시(Shannon Tracy), 마지막까지 지원과 노고를 아끼지 않은 에이미 마이어(Amy Meyer), 세심하게 신경써준 켈리 안톤크작(Kelly Antonczak), 재무관리를 담당한 브룩 드라이든(Brook Dryden), 표지 디자인을 맡아준 캐리 캠벨(Cari Campbell)과 퓰3 애드버타이징(Fuel3 Advertising), 대단한 인내와 스토리텔링 기술을 보여준 팀 밴더헤이(Tim Vandehey), 내지 디자인과 편집을 맡아준 닉과 베찌 젤링거(Nick and Betsy Zelinger) 및 NZ 그래픽스, 법률 자문과 지도를 해준 로이드 야신(Lloyd Jassin), 교정과 세부사항까지 신경써준 페기 조던(Peggy Jordan)과 워킹 워즈 카피라이팅(Working Words Copywriting) 팀, 그리고 우리의 메시지 구성에 도움을 준 스티브 왓츠(Stephen Watts), 데니 후튼(Denny Hooten), 제이 브루베이커(Jay Brubaker), 단 브라운(Don Brown), 조엘 마굴리즈(Joel Margulies) 및 마가렛 맥기니스(Margaret McGinnis)에게 모두 감사를 표합니다.

아울러 우리는 전 세계 허벌라이프 가족, 허벌라이프 최고경영자 마이클 존슨(Michael O. Johnson)과 그의 탁월한 경영진, 그리고 허벌라이프 과학자문위원회의 동료인 데이비드 히버(David Heber) 박사, 스티브 헤닉(Steve Henig) 박사 및 루이지 그라톤(Luigi Gratton) 박사에게『파워 뉴트리언트 10』의 메시지를 지지해준 데 대해 특별히 감사를 드리고 싶습니다.